EL ADULTO MAYOR Y EL CUIDADO HUMANIZADOR

UNA NUEVA VISIÓN DE CUIDAR

SER CUIDADOR DE PERSONAS ADULTAS MAYORES

CUIDAR DESDE LA HUMANIZACIÓN

EMERSON DE LOS SANTOS

Primera edición 2024

@delacandelariaediciones 2024

Emerson de los santos

Facebook: Emerson Gabriel de los santos

Instagram: emersongabrieldelossantos

X: @Emerson4212345

ISBN: 9789915424262

PROLOGO

Cuando mi amigo Emerson me invitó a elaborar el prólogo de su primer libro "El adulto mayor y el cuidado humanizador", realmente me sentí muy feliz y corrí a contarle a mi familia del honor que esto significa. Pero cuando me dijo el porqué de mi participación, no pude entender, en el momento lo que me quería decir..."quién mejor que vos para hablar de lo humano"...

Sólo después de leer este hermoso libro pude comprender el amplio y enorme significado que guarda la palabra humano. Quien tenga la valentía de recorrer las páginas de este libro, encontrará algo que va más allá de las técnicas que necesita saber quien cuide a algún enfermo. Encontrará lo esencial que se esconde a los ojos, encontrará uno de los significados de la palabra AMOR, en especial el amar al prójimo como a ti mismo.

Es un libro que todo aquel que diga "yo lo cuido" o "puedo trabajar en el cuidado de una persona" lo debe leer, para realmente comprender lo sublime e importante que es esta tarea, que supone, como Emerson lo nombra en varias oportunidades, tener empatía. Un término que sugiere ponerse en el lugar del otro para poder asumir un cuidado adecuado y humanizante. De tal forma que puede, no solo ayudar, sino llevar al enfermo a su máxima calidad de vida aún en las situaciones más adversas e incluso, me arriesgo a decir que en algunos casos hasta puede ayudar a que el adulto mayor pueda mejorar su visión de la realidad que le ha tocado vivir.

Pero mi amigo Emerson no solo piensa en quien recibe los

cuidados, sino también en la salud y bienestar de quien cuida, algo que me pareció fantástico "cuidemos también al cuidador".

Muchas gracias Emerson por tu gran dedicación a éste tema, sin descuidar detalle alguno, gracias porque aportas y dejas un legado a la humanidad sobre la importancia del cuidado humano del adulto mayor en la situación que sea y en el lugar que les toque salir adelante.

Y para terminar repito una frase que encontrarán en las páginas de este majestuoso libro: "No se trata de humanizar a los otros, sino que yo he de ser y vivir humanamente para poder transmitir humanidad".

Eduardo Llobet.

"los ancianos ayudan a ver los acontecimientos

Terrenales con más sabidurías. Porque las vicisitudes de la vida los han hecho expertos y maduros"

San Juan Pablo II

"Desde que nace hasta que muere, el hombre forma parte de la sociedad y esta no tiene derecho a desentenderse de el en la vejez que, al fin y al cabo, no es mas que una parte de la vida"

NORA POCHTAR PSZEMIAROWER

CAPITULO 1
CUIDAR

Cuando hacemos referencia a cuidar estamos dirigiendo nuestra mirada a un término que en todo momento de nuestra vida lo hacemos. Siempre estamos cuidando; Cuidamos a nuestros hijos, cuidamos de nuestra familia, cuidamos nuestras pertenencias... etc. En todo momento de nuestra vida estamos cuidando.

Cuidar de alguien es un arte que implica conocimientos y valores.

De otra forma podemos definir como el comportamiento y acciones que envuelven conocimientos, valores, habilidades y actitudes que son emprendidas para mejorar las condiciones de vida de la persona.

Obtener conocimientos formales para cuidar es fundamental para poder desarrollar con éxito esta labor. Sobre todo cuando elegimos el cuidado como profesión.

La profesión del cuidar a un adulto mayor exige una profunda vocación, si cuidamos a una persona adulta mayor familiar directo, más que vocación hay una sensibilización por el ser querido que nos tocó cuidar.

Muchas veces y en la mayoría de los casos es la mujer que participa en el cuidado (esposa o hija), y en muchos casos también, el hombre no se desvincula de esta tarea.

El cuidado hacia la persona mayor exige mucha paciencia y

una fortaleza espiritual grande. Porque una fortaleza espiritual? Porque cuando cuidamos tenemos que tener muy en claro a la persona como un todo un ser bio-psico- social y también espiritual.

Según el diccionario de la lengua española de la editorial Espasa Calpe editado en el año 2005, hace referencia al término cuidar de la siguiente forma: asistir a alguien que lo necesite. Cuidar seria el acto de atender, tratar, tener atención por alguien, tener cuidado por alguien; cuidarse a si mismo.

LA ESENCIA DEL CUIDAR

A continuación describiremos las 7 tesis descriptas por Francesc Torralba quien es profesor universitario, filósofo y teólogo español.

"Concibo el cuidar como una actividad fundante y fundamental del ser humano".

Manifiesta Francesc que no concibe el cuidar como una actividad tangencial o accidental, o como un verbo que se desarrolla exclusivamente en los ámbitos de la atención sanitaria estrictamente considerada, sino como una actividad constitutiva del ser humano

Primera tesis: cuidar es velar por la autonomía del otro.

Cuidar del otro significa, ante todo, velar por su autonomía, esto es, por su ley propia. El ejercicio de cuidar no debe ser interpretado como una forma de colonización del otro, y menos aún como un modo de vulnerar la ley propia del otro, sino todo lo contrario. Cuando uno se dispone a cuidar correctamente del otro, trata de hacer todo lo posible para que ese otro pueda vivir y expresarse conforme a su ley, aunque esta ley no coincida necesariamente con la del cuidador. El respeto a las decisiones libres y responsables del otro es fundamental en el ejercicio del cuidar, y ello implica una escrupulosa atención al principio de autonomía. Sin embargo, el sujeto cuidador tampoco debe convertirse en puro sujeto pasivo y neutro que se limita a satisfacer necesidades del sujeto cuidado, sino que, en tanto que ser humano, también tiene derecho a actuar conforme a su ley, a obrar autónomamente.

Segunda tesis: cuidar es velar por la circunstancia del otro

Cuidar del otro significa velar por su circunstancia. La circunstancia no es un elemento accidental en la configuración de la persona, sino un factor determinante para comprender por qué actúa como actúa. La circunstancia no se refiere únicamente al conjunto de factores sociales y económicos que rodean una existencia humana, sino también al ambiente espiritual, a los valores, creencias e ideales que subsisten en un determinado contexto y que influyen en el proceso de realización de la persona.

Tercera tesis: cuidar: Cuidar es resolver el cuerpo de necesidades del otro

Cuidar de alguien significa tratar de resolver sus necesidades. El ser humano, en tanto que ser indigente, es un cuerpo de necesidades de índole muy distinta. En el proceso de cuidar se alivian las necesidades que experimenta el ser humano, pero no sólo las de orden físico, sino también las de orden psicológico, social y espiritual. No es pertinente desarrollar en este espacio un cuerpo o pirámide de las necesidades humanas. Simone Weil[2] y Martha Nussbaum desarrollan esquemas muy completos y muy reales que pueden ser un referente en la práctica del cuidar. En ambos casos, el cuidar es una actividad que no se limita a paliar las carencias tangibles del ser humano, sino también las carencias intangibles o enfermedades del alma. Sólo es posible resolver el cuerpo de necesidades del otro si se dan dos premisas. Primera: la capacidad de escucha o, mejor dicho, de recepción del otro. Segunda: la competencia profesional para resolver dichas necesidades. Pueden fallar ambas. Sólo el que es receptivo al otro puede descifrar, a través de la expresión verbal y gestual del paciente, lo que éste necesita; pero sólo el sujeto competente puede resolver esas necesidades que siente el otro. Ambas características deben darse en el cuidador modélico, puesto que podría haber competencia técnica, pero no haber competencia ética; y viceversa.

Cuarta tesis: cuidar es preocuparse y ocuparse por el otro

En el acto de cuidar es fundamental la práctica de la anticipación. El ser humano, en tanto que animal histórico, es capaz de anticipar situaciones que todavía no vive. Esta capacidad de anticipación es, naturalmente, vulnerable, lo que significa que puede equivocarse y predecir algo que, finalmente, no va a ocurrir. Pero cuidar sólo es posible si uno imagina qué puede pasar en el futuro y qué necesidades se van a manifestar. Sólo así es posible responder con compromiso y seriedad a dichas necesidades y evitar males mayores. Ocuparse con anticipación de lo que probablemente va a ocurrir es una posibilidad humana que exige una cierta capacidad de pensamiento con proyección de futuro. En determinados contextos precarios, donde la realidad supera las expectativas y donde lo urgente y coyuntural aniquila cualquier previsión, la única salida posible es ocuparse del enfermo. Sin embargo, cuando un sistema o institución anticipa las necesidades de la población con suficiente tiempo y precisión, tiene mejores mecanismos para enfrentarse a los desafíos de futuro, evitando males mayores.

Quinta tesis: cuidar es preservar la identidad del otro

Cuidar de alguien es cuidar de un sujeto de derechos, de un ser singular en la historia que tiene una identidad esculpida a lo largo del tiempo y que el cuidador debe saber respetar y promover en la medida de sus posibilidades. El enfermo es un sujeto de derecho, un ser dotado de una dignidad intrínseca. Por causa de su patología, sufre una reducción de sus capacidades y de sus posibilidades de expresión, movimiento y comunicación; pero, aun así, es una persona humana y, en cuanto tal, su dignidad es intangible. Cuidar de otro ser es velar por su identidad. Cuando el cuidar es un modo de suplir al otro o de colonizar su identidad, no puede denominarse «cuidado» en sentido estricto, porque niega el ser del otro, y ello contradice la misma esencia del cuidar. Cuando una madre cuida de su hijo, lo que desea es que llegue a ser lo que está llamado a ser; y para que esto sea posible sabe que es esencial la protección, la alimentación, la estima y el cuidado. No se trata de proyectar en él los pensamientos, ideales y creencias que uno tiene para sí, sino de ayudar al otro a ser auténticamente él mismo, a superar las múltiples formas de alienación y subordinación que presenta la cultura contemporánea. La práctica del cuidar es radicalmente distinta según que se dirija a sujetos o a objetos. El objeto es pasivo, neutro y cósico, mientras que el sujeto es un ser dotado de dignidad, abierto a la libertad y celoso de su intimidad. El sujeto tiene rostro, es un ente singular en la historia, un proyecto único en el mundo. Es, en definitiva, una realidad que no se deja conceptualizar, no se deja agarrar, porque es, en esencia, inabarcable.

Sexta tesis: La práctica del cuidar exige el auto-cuidado

Sólo es posible cuidar correctamente del otro si el agente que cuida se siente debidamente cuidado. El auto-cuidado es la condición de posibilidad del cuidado del otro. La apertura al héteros sólo es posible cuando el autós tiene un cierto equilibrio emocional y mental; de otro modo, tal apertura no obedece a la voluntad de dar, sino al deseo de resolver carencias y necesidades que el cuidador padece. El acto de cuidar se convierte, entonces, en un proceso de proyección e incluso de instrumentalización. Cuidar es dar apoyo, acompañar, dar protagonismo al otro, transmitir consuelo, serenidad y paz; pero ello sólo es posible si el que se dispone a desarrollar dicha tarea goza de una cierta tranquilidad espiritual. Muy frecuentemente perdemos de vista que el cuidador también es un sujeto humano y que, en cuanto tal, es vulnerable y debe protegerse y cuidar de sí mismo para poder desarrollar correctamente su labor en la sociedad. El auto-cuidado es, ante todo, una responsabilidad del cuidador. Debe velar por su cuerpo y por su alma, por su equilibrio emocional y por la salud de su vida mental. Pero el cuidado del profesional no sólo es una exigencia para el profesional, sino también para la institución y para el sistema. Las instituciones inteligentes tienen cuidado de sus profesionales de ayuda, porque se sabe que el profesional es la fuerza motriz de la organización y que, cuando éste falla o se quiebra, la institución entra en crisis. De ahí la necesidad de proteger, cuidar y velar por la salud física, psíquica, social y espiritual del agente cuidador.

Séptima tesis: La práctica del cuidar se fundamenta en la vulnerabilidad

La vulnerabilidad constitutiva del ser humano es, a la par, la condición de posibilidad del cuidado, pero también el límite insuperable del cuidar. Si los seres humanos fuésemos dioses, no necesitaríamos ser cuidados, puesto que no padeceríamos necesidad alguna, pero no es ésta nuestra situación en la existencia. Somos vulnerables desde un punto de vista ontológico, y sólo si nos cuidamos podemos permanecer en el ser. Por ello, la vulnerabilidad es la fuerza motriz del cuidar, la causa indirecta de dicha actividad; pero precisamente porque somos vulnerables, nuestra capacidad de curar y de cuidar no es ilimitada, sino que tiene unos contornos que debemos conocer. No podemos curar todas las enfermedades, aunque sí podemos liberarnos de algunas que en el pasado eran mortales y que en el presente, gracias al desarrollo exponencial de la ciencia médica, ya no lo son. Pero tenemos otras enfermedades que ASOCIACIÓN DE PROFESIONALES SANITARIOS CRISTIANOS nos superan y que esperamos poder subsanar en algún momento. No siempre cuidamos como querríamos a nuestros enfermos, porque existen límites de carácter infraestructural, organizativo, de recursos humanos y de disponibilidades personales. Un último elemento clave: la práctica del cuidar exige ineludiblemente un cierto vínculo empático entre el sujeto que cuida y el sujeto cuidado. Edith Stein concibe la empatía como el acto a través del cual la realidad del otro se transforma en elemento de la experiencia más íntima del yo . Consiste en darse cuenta, en observar y en percibir la alteridad; supone la percepción de la existencia y la experiencia del otro. A pesar de esta apropiación, se debe indicar que, como dice Edith Stein, esa experiencia del otro que yo interiorizo respeta su experiencia como originaria. No significa alegrarse o entristecerse porque el otro esté alegre o triste, sino ser capaz de vivir su alegría o su tristeza en él. A través de la empatía, se produce una relación con el mundo objetivo, esto es, con el mundo que está más allá del yo. Según la filósofa judía, la empatía es el fundamento de todos los actos cognoscitivos (sean de carácter emotivo o volitivo, de juicio o narrativo...), pues gracias a este proceso se puede captar la vida psíquico-espiritual del otro. De hecho, la empatía es el fundamento de la comunicación de experiencia entre sujetos. La auténtica empatía, pues, no busca desencarnar la experiencia del otro, sino que busca vivirla en su lugar original, es decir, en el otro; adquiriendo la realidad del sentir del otro. No es extraño, por tanto, que Edith Stein, en su estudio de la empatía, llegase a la conclusión de que el ser humano es un ser trascendente, es decir, un ser que no se agota en su materialidad, sino que posee una espiritualidad que le hace capaz de entrar en comunicación más allá de los límites sensoriales-materiales. La empatía se convierte, de este modo, en el fundamento de la comunidad humana, de una auténtica comunidad donde los miembros que la constituyen no son simples objetos, sino sujetos de experiencia que tienen capacidad de entrar recíprocamente en comunión sin perder su identidad. El contenido de la experiencia empática no me pertenece: es la alegría o el dolor del otro, que sin embargo siento y vivo en mi interioridad. Hago experiencia interior de una experiencia que, después de todo, no es mía, no me pertenece en cuanto tal, pero que vivo como si fuera mía. En este sentido, empatizar significa alargar los horizontes de la experiencia del yo hacia los horizontes del otro, consiste en salir del propio yo cerrado para adentrarse en el mundo de la alteridad trascendente, sabiendo que la distinción entre yo y el otro no desaparece, no se disuelve en la nada. Es, por tanto, la capacidad de trascendencia, es decir, de salir del propio yo

(Hinausgehen) para ir al yo del otro. La empatía, tal como la concibe la autora de Ser finito y ser eterno, es la posibilidad de enriquecer la propia experiencia. La vivencia del otro es aquello que, por lo general, está más allá de nosotros, y puede ser algo que ni hemos vivido y que quizá nunca tendremos la posibilidad de experimentar. Adentrarse en la experiencia del otro significaría, entonces, adentrarse en lo que nos lleva más allá de nosotros mismos; implica superar los márgenes del propio mundo interior. Y ello me lleva a enriquecer la propia imagen del mundo. La empatía es, pues, una forma de co-sentir o de sentir con el otro, de tal modo que trasciende la mera simpatía. Se puede entender la empatía como una energía de unión con el otro y, en este sentido, es apertura hacia la amistad con el otro. A través de la empatía se hace posible la apertura amorosa en cuanto capacidad de hacer presente lo que siente o vive el otro. Empatizar implica en el sujeto la aceptación o voluntad de salir de sí para encontrar y afrontar incluso una posible desproporción con el otro. De tal modo que la empatía, además de fuente de conocimiento del otro, A SOCIACIÓN DE P ROFESIONALES S ANITARIOS C RISTIANOS es también fundamento para el conocimiento personal. Viendo al otro, descubro al mismo tiempo lo que yo no soy.

ETICA EN EL EJERCICO DE CUIDAR

La ética profesional hace referencia al conjunto de normas y valores que hacen y mejoran el desarrollo de las actividades profesionales.

El conocimiento de la ética es fundamental para cualquier persona que deseen trabajar en el ámbito laboral que fuere. Aún más siendo en el área de la salud y la profesión del cuidar de la integridad física del otro.

La ética profesional es importante también porque nos indica el camino a seguir frente a determinada situación.

La ética en la profesión del cuidado del otro es muy importante y agregaría el término indispensable para el ejercicio de esta profesión. Muchas veces el cuidador realizará acciones inherentes a la profesión como ser el cuidado del cuerpo, la higiene personal etc. Estas acciones pueden herir la susceptibilidad de la persona que cuido y más aún si la persona es autónoma. Por lo que el cuidador deberá respetar mucho ese momento.

Como mencionamos al comienzo de este sub titulo la ética es un conjunto de normas y valores que hacen a un profesional.

De más está agregar en este capítulo que el cuidador nunca deberá divulgar la situación física o mental que está viviendo la persona cuidada sin el consentimiento de la familia y del propio enfermo.

En ocasiones el adulto mayor deberá ir al médico o centro asistencial acompañado solo por el cuidador; Por diversos motivos será el cuidador que acompañe al mismo. Algo importante a destacar que si el enfermo o persona adulto mayor puede llevar a cabo el relato o contestar las interrogantes del médico o profesional de la salud dejemos que el mismo lo haga. Esto hace parte de la ética del ejercicio del cuidar. Aparte de fomentar la autonomía del enfermo o de la persona adulto mayor.

Fomentar la autonomía de la persona que cuido es el pilar fundamental y se debe estimular constantemente y con las herramientas profesionales y técnicas que poseemos.

La profesión del cuidado lleva implícito el concepto de cuidar, tema vital para la subsistencia de la humanidad y todas las relaciones solidarias entre las personas. Desde esta perspectiva, cuidar, cuidar es una actividad indispensable para la humanidad.

Según Nightingale, toda mujer en algún momento de su vida ejercerá como enfermera de una u otra forma.

EL CUIDADOR

La adaptación al envejecimiento no es tarea fácil para los adultos mayores y requiere que las personas que participan en su cuidado se caractericen por una muy especial vocación y amor al trabajo con este grupo de personas, lo que significa que será necesaria una actitud que implique valores como el respeto por el otro, la autonomía y la compasión para brindar cuidados humanizados al adulto mayor. El propósito de este trabajo es ayudar al adulto mayor y a sus cuidadores a enfrentar el envejecimiento, entendiéndolo como un proceso natural y adaptativo e interviniendo en el favorecimiento de sus fuentes de poder. Estas últimas son la fuerza física, la reserva psicológica y social, el concepto de sí mismo y su autoestima, la energía, el conocimiento, la motivación y las creencias. Para lograr lo anterior, se requiere de personas que se destaquen por sus actitudes, habilidades y valores en el campo de la ética, la actitud humana, la sensibilidad, el respeto y el amor al adulto mayor y el interés por el desarrollo personal. El cuidador debe mantener una actitud positiva y humanizada hacia los adultos mayores y la adaptación a todos los cambios que experimentan, favoreciendo la integración y la satisfacción personal con lo que han vivido. En la identificación de la fragilidad real y de la dependencia del adulto mayor, radica la posibilidad de hacer bien a otro. Esto puede construirse y experimentarse en quien se empeñe en ser cuidador. Con la experiencia de un adulto mayor necesitado de salud, nace la posibilidad de hacer bien a otro. Podemos ser responsables de otro, cuando descubrimos que no estamos solos en el mundo y que es posible estar con nuestros semejantes cuidándolos y cuidándonos. Hay que considerar que en muchos casos ser adulto mayor es ser vulnerable cuando se está expuesto a un mayor desgaste o a la soledad. Los cuidadores deben saber que toda atención del adulto mayor debe hacerse desde una visión integral. Según ésta, el adulto mayor será atendido con base en su situación médica general, su capacidad funcional y el entorno en el que se desenvuelve. En este sentido, existe una importante labor de educación sanitaria, que puede mejorar claramente la calidad asistencial del adulto mayor dependiente o disfuncional.

PORQUE ELIJO SER CUIDADOR?

Cuando optamos el cuidado como profesión hacemos como especie de elección que va más allá de la necesidad de una remuneración. Elegimos la profesión de cuidar porque sentimos una necesidad de ayudar; cuando esto ocurre la profesión se hace más placentera, se disfruta del trabajo y por ende la persona cuidada se adapta con más facilidad con la persona.

La profesión del cuidado no es fácil, se hace fácil cuando el cuidador dispone de actitudes que son esenciales para la práctica del cuidar.

Esas actitudes muchas veces hace parte de la esencia de la persona que cuida. Por lo que cuando elegimos esta profesión más allá de la remuneración tiene que estar presente el amor hacia el prójimo.

Brevemente la historia de una gran modelo del cuidado:

Su nombre Florence Nightingale fue una joven que dedico mucho tiempo en la atención a los heridos de la guerra de Crimea en el año 1854. Conocida también como la dama de la lámpara porque pasaba mucho tiempo en la noche recorriendo los pasillos del hospital cuidando a los heridos. Tiempo después pasa a ser un modelo en enfermería.

Esta joven manifestaba que tenía un deseo de ayudar los demás y sobre todo a las personas enfermas. Era de familia muy adinerada y sus padres nunca aceptaron su trabajo.

Esta profesión exige una actitud especial frente al sufrimiento humano. Entonces cuando elegimos ser cuidadores tenemos que enfocar nuestra mirada hacia un cuidado humanizado diferencial.

ACTITUDES IMPORTANTES AL CUIDAR DESDE

UNA PERSPECTIVA HUMANIZADORA

La empatía: es el pilar fundamental para llevar a cabo esta profesión. La empatía es la capacidad que tenemos los seres humanos de colocarnos en el lugar del otro. Es una capacidad cognitiva que tenemos las personas de poder sentir lo que siente el otro y a su vez actuar en consecuencia desde nuestras posibilidades.

Acompañar: desde la real academia española define acompañar de la siguiente forma. <u>Estar con la persona o ir con ella</u>. Acompañar desde una perspectiva humanizada es estar presente y supervisar las acciones que esta persona realice por lo general a un adulto mayor dependiente o con deterioro cognitivo leve ha moderado.

Acompañar no es realizar todo por el adulto mayor; simplemente supervisar sus movimientos y acciones para prevenir ciertas situaciones que pueden poner en peligro la integridad física de la persona cuidada.

Podemos acompañar a una persona adulta mayor a la realización de sus actividades diarias o simplemente ser la compañía. Este último en muchos casos se transforma en una función muy importante. Porque muchas personas adultas mayores no tienen con quien compartir el día a día. Y el simple hecho de estar con esa persona ya es una gran terapia emocional y psíquica.

Escucha activa: fundamental cuando cuidamos a una persona adulta mayor. Sabemos que en muchos casos existe una gran necesidad de ser escuchado. Y este grupo de personas lo necesitan mucho.

Sabemos que muchas veces por la propia naturaleza de su patología nos repite una y otra vez lo mismo, pero si, es parte de la profesión del cuidador comprender y ser empático con esa persona y su situación. El deterioro cognitivo y la perdida de la memoria es una de las situaciones que lleva a la dependencia y a la perdida de la autonomía.

Frente a esas circunstancias lo único que debemos hacer es escuchar a esa persona con o sin deterioro cognitivo. Por supuesto si la persona cuidada comienza a demostrar signos de pérdida de memoria que antes no lo tenía rápidamente debemos consultar con un médico.

La escucha activa es una gran habilidad que puede ser adquirida y desarrollada con la práctica. Sin embargo, puede ser difícil de dominar, pues hay que ser paciente y tomarse un tiempo para desarrollarla adecuadamente.

La escucha activa hace referencia como su nombre indica, a escuchar activamente y con conciencia plena, por tanto, la escucha activa no es oír a la otra persona, sino a estar totalmente concentrado en el mensaje que el individuo intenta comunicar y no distraerse durante la conversación.

En la escucha activa, la empatía es importante para situarse en el lugar de la otra persona. No debemos juzgar y es necesario comunicar que hemos entendido el mensaje.

Apoyo incondicional: en la práctica del cuidado nos vamos a encontrar con un camino que puede ser muy incómodo de transitar. Sobre todo cuando no sabemos circular por el, la práctica del cuidado exige al cuidador poseer conocimientos tanto técnicos como de humanización. Pero me inclino mas en el segundo.

Cuando menciono que es un camino incomodo de transitarlo hago mención en que muchas veces las personas adultas mayores es intolerante al cuidado o difícil en el manejo de su frustración dado por la naturaleza de su situación patológica o por la edad avanzada. El cuidador debe saber afrontar estas situaciones u otras que se pueden dar a lo largo del proceso. Toda conducta refleja una situación, un motivo. Aquí también la empatía se hace presente y compañera del cuidador.

Apoyemos incondicionalmente a esa persona y les aseguro que la recompensa emocional que vamos a sentir es mejor que el aplauso. El aplauso se apaga en el tiempo pero seguro que ese sentimiento de que realice mi trabajo en forma excelente y humanizada no se va apagar.

El apoyo incondicional es el acto de amor y respeto frente a ese ser humano que necesita que yo le de la mano para transitar un camino muchas veces lleno de obstáculos.

Considerar a la persona como un todo: en la atención humanizada hacia el enfermo o a la persona adulto mayor debemos considerar que la persona es el centro de nuestra atención. Debemos mantener el respeto y la autonomía. Llamemos siempre a la persona cuidada por el nombre o preguntarle cómo quiere que lo llamemos. De esa forma estamos fomentando la autonomía de la persona cuidada.

Cuando centramos nuestra atención plena en la persona que cuidamos estamos considerando a esa persona como un todo, como un ser bio-psico-social y espiritual.

Considerar a la persona como un todo es una visión global del ser humano; por lo tanto el cuidador debe centrarse en todos los aspectos del ser: biología-mente-social y espíritu. Muchas veces el error del cuidador es mirar solo lo biológico y aquí enfatizamos la condición física y la patología y para que este paradigma de cuidado se centre en el ser como un todo debemos mirar en la totalidad; cuerpo o biología, mente, social y espíritu.

CAPITULO 2
HUMANIZAR COMO EJE PRINCIPAL

La humanización en los cuidados es el pilar fundamental y el camino que muchas veces no es fácil encontrar pero luego que lo encontremos nos llevará al éxito profesional.

Toda persona necesita y se merece un cuidado humanizado.

Para comenzar debemos conceptualizar el término ´´humanizar" es querer y ayudar a las persona que cuido a caminar en el sentido de su propia vida. La teoría de la enfermera universitaria jean Watson muestra un interés por el concepto del alma y enfatiza la dimensión espiritual de la existencia humana.

Cuando cuidamos en forma humanizada estamos haciendo mención sobre la dignidad del ser humano. La dignidad como derecho propia de cada persona.

La dignidad humana es el derecho que tiene cada ser humano, de ser respetado y valorado como ser individual y social, con sus características y condiciones particulares, por el solo hecho de ser persona.

Para la atención humanizada el cuidador debe tener presente dos aspectos: la ética y los valores; Fundamentales para el desarrollo de esta profesión.

El cuidado humanizado en personas adultos mayores es fundamental para el proceso de recuperación o simplemente en el proceso de vejez. Es muy importante que todo cuidador sepa brindar una atención humanizada. Está comprobado que muchos adultos mayores cuando son cuidados de esta forma su calidad y capacidad de vida es mejor que en aquellos que no se le brinda de la misma forma.

Para poder efectuar una atención direccionada a la humanización es fundamental que el cuidador ame la profesión del cuidado. Esta es una premisa que debemos tener presente.

El amor al prójimo y la empatía son dos herramientas que el cuidador debe tener para optimizar el proceso de atención.

Mucho se habla sobre la atención y el cuidado humanizado en la salud y sobre todo en estos últimos años. Pero…se estará formando al profesional de enfermería, cuidadores y demás profesionales sobre esta forma de cuidar? A nivel internacional encontramos bibliografías y formaciones académicas en las diversas facultades de salud y humanidad sobre el cuidado humanizado. En Uruguay en estos últimos 10 años se está apuntalando más sobre esta forma de cuidados.

En el cuidado humanizado el eje principal es la persona como un todo; un ser bio-psico-social y espiritual y no la patología como centro de base.

Según la destacada enfermera universitaria y doctora en psicología educativa y asistencial Jean Watson sostiene que el cuidado humano comprende un compromiso moral (proteger y realzar la dignidad humana; va más allá de una evolución medica), la experiencia, percepción y la conexión: (mostrando interés profundo a la persona).

La teoría de Watson acerca del cuidado humanizado se basa en la armonía entre mente, cuerpo y alma, a través de una relación de ayuda y confianza entre la persona cuidada y el cuidador. Su teoría tiene un enfoque filosófico, con base espiritual, cuidado como un ideal moral y ético.

Cuando una persona está internada muchas veces pierde sus rasgos personales e individuales, se prescinde de sus sentimientos y valores y se le identifica con sus rasgos externos, pasando a ser tratado como la cama tal, el número de cama tal, la enfermedad tal..etc. una reacción por tanto fría y distante

Debemos saber que cuando el cuidado es humanizado nuestra forma de cuidar se hace más placentera porque el beneficio aparte el que obtiene la persona cuidada, el cuidador también recibe un beneficio que se expresa en un profundo bienestar por la realización de acciones que unen técnicas (hacer) y el apoyo emocional y espiritual (el ser).

Como explicamos el hacer y el ser en el cuidado humanizado?.

El termino hacer hace referencia a los procedimientos y técnicas que con las formaciones académicas y la experiencia se va adquiriendo para volcar en el trabajo del cuidar. El ser está haciendo mención sobre las actitudes, valores y la propia esencia interna de la persona que cuida.

EL FUNDAMENTO DE LA HUMANIZACIÓN

Uno de los factores que nos empobrece como seres humanos es la tendencia a ignorar o negar la propia vulnerabilidad. Cuando negamos nuestro dolor, nuestra herida o nuestra vulnerabilidad, estamos negando una gran parte de nosotros mismos y, sin darnos cuenta, nos estamos incapacitando. ¿ que profesional de qué ámbito se auto limitaría no reconociendo la principal herramienta de su actividad? Pues quien aspire a ser profesional de lo humano no puede no reconocer su humanidad.

Nos cuesta darnos cuenta de que uno de los recursos para humanizar es, indiscutiblemente, considerarse humano. Reconocer, aceptar e integrar no solo alegrías, disfrutes y emociones placenteras sino también dificultades, conflictos, arideces y emociones displacenteras.

EL CUIDADO HUMANO COMO ESENCIA

La humanización es la esencia del quehacer humano. Es también el actuar, pensar, hablar, reflexionar, analizar, amar, acompañar y cuidar.

Entonces podemos decir que el ser humano tiene la capacidad de humanizar y por lo tanto tiene la capacidad de deshumanizar. La deshumanización es entre otras cosas la capacidad que tiene el ser humano para alterar el proceso de humanizar.

La esencia del cuidado humano tiene una gran profundidad a nivel espiritual, moral, ético y valores propios que hacen parte de la persona y es casi imposible la formación; o sea, no se logra formar académicamente porque hace parte del ser. Sin embargo podemos acercarnos al conocimiento con una firme y profunda formación académica sobre esta temática del cuidado humano como propio de la esencia de cada persona.

ALGUNAS REALIDADES SOBRE HUMANIZACIÓN

NO SE TRATA DE HUMANIZAR A LOS OTROS, SINO QUE YO HE DE SER Y VIVIR HUMANAMENTE PARA PODER TRASMITIR HUMANIDAD

Humanizar es una cuestión ética y transversal. Tiene que ver con los valores, con la búsqueda del bien de la persona que se encuentra y del si mismo, en la relación. Humanizar una realidad consiste en impregnarla de los valores humanos, que van más allá del valor del uso de las técnicas para luchar contra las adversidades de la vida, o mejor, que refieren el fondo del uso de esta, los motivos y los modos que llevan a utilizar bien.

Un proceso serio de humanización ha de considerar la necesidad de intervenir desde un lugar concreto y de una forma concreta. No se trata de humanizar a los otros, sino que yo he de ser y vivir humanamente para poder así trasmitir humanidad.

HUMANIZACIÓN EN CENTROS DE SALUD DE ATENCIÓN A LAS

PERSONAS

ADULTAS MAYORES

La Declaración de Ginebra como el actual pilar ético que guía la conducta ética de los profesionales de la salud contempla la humanización del servicio como un compromiso inquebrantable, en el manifiesto una profesional jura "Dedicar su vida al servicio de la humanidad" y "Cuidar su propia salud, bienestar y capacidades para prestar atención médica del más alto nivel"

La formación ética de los profesionales en el área de la salud es parte fundamental para una atención integral que eduque a los pacientes en el cuidado de su salud, reestablezca su confort y alivie sus dolencias, para lograr acercarse a lo que la OMS define como salud "El estado completo de bienestar físico, mental y social de una persona".

La humanización es la condición esencial que garantiza que los servicios de atención y protección específica dados a los usuarios de los servicios de salud se den partiendo del respeto, la dignidad y condición humana de sus creencias, costumbres, credo, raza y todo aquello que hace al ser humano único e irrepetible

CAUSAS DE LA DESHUMANIZACIÓN

A lo largo de los años se ha entendido la deshumanización desde diferentes perspectivas, consolidándose en la definición de la Real Academia Española como 'acción y efecto de deshumanizar', y definiendo esta última palabra como la acción de 'privar de caracteres humanos'; en la literatura ha sido considerada y descrita como la privación de aquellas cualidades que distinguen a una persona como ser humano tales como inteligencia, amor, felicidad, valores, creencias morales, el lenguaje, la vergüenza, lo cual ha conducido a establecer la comparación de otras personas con objetos o animales y a considerarlos como incapaces de sentir algo más que dolor. La deshumanización no es más que la pérdida de la capacidad axiológica, tan propiamente humana, cuando estamos rodeados de tanto poderío científico y tecnológico; y teniendo en cuenta el concepto de la dignidad como fundamento de la biopolítica, puede entenderse que la deshumanización dada en los procesos de desarrollo y la relación del hombre con la técnica ha llevado a la pérdida de la identidad, la independencia y la integridad del ser con respecto a los otros. Vidal (1991) citado por Schmidt[4], ha expresado que "en diversos tonos y por varias razones se le ha denominado la "muerte del hombre", teniendo como telón de fondo la deshumanización originada por la técnica, y constatando la desaparición del sujeto humano en las ciencias llamadas positivas…".

La asistencia sanitaria es un conjunto de labores basadas en un contexto no solo biopsicosocial hacia el paciente, sino también hacia los aspectos sociales, políticos, culturales y económicos, que hacen parte del diario vivir, por lo cual tanto la atención médica como la de enfermería son actos técnico-científicos, que podrían representarse por una deshumanización importante que involucra no solo estos saberes y competencias, sino también los de instrumentadoras, camilleros y usuarios. Por lo anterior, las instituciones prestadoras de servicios de salud, las aseguradoras y demás actores del sistema han implementado programas relacionados con la humanización asistencial médica para mejorar la calidad de la atención de los usuarios.

Hasta la época moderna se mantuvo el valor de la llamada relación médico-paciente "paternalista" (del latín *pater* o padre) en la que una persona intencionalmente tomaba control de las preferencias o acciones de otra. Siegler, citado por Couceiro, estableció tres períodos o eras que tipifican la relación clínica: la del paternalismo o del médico, la de la autonomía o del paciente y la de la burocracia o del contribuyente; algunos autores consideran que el modelo paternalista tiene su final cuando al enfermo se le reconoce como un sujeto con derechos a quien se le debe garantizar la atención adecuada, no limitada por su estatus socioeconómico, con información completa sobre su situación clínica, y a quien se le debe otorgar la capacidad de decidir entre las alternativas de tratamiento y respetar su escogencia como adulto autónomo y libre que es; y es a partir de este momento cuando el enfermo deja de ser paciente o "pasivo" para convertirse en persona activa, capaz de tomar decisiones sobre su salud en un modelo ético de participación.

Durante toda la formación médica se le inculca al estudiante que debe tener adiestrados los sentidos de escuchar, observar y examinar para llegar al diagnóstico; sin embargo, hasta el día de hoy el profesional debería cuestionar si escucha o solo oye a los pacientes, o si solo busca ver signos clínicos sin mirar a la cara a quienes atiende, y es por ello que el profesor español Raventós, citado por Duarte, en unas jornadas sobre humanización de la atención sanitaria en la red asistencial afirmó que "un sistema sanitario humanizado es aquel cuya razón de ser es estar al servicio de la persona y, por tanto, pensado y concebido en función del hombre". Por lo general son los usuarios quienes son siempre afligidos en esta deshumanización, aún más cuando no se sienten a gusto con la atención médica, pues refieren que desean ser tratados con respeto, humildad y carisma, y lo más esencial, ser escuchados, ya que muchos pacientes más que ir a un centro de atención médica para un tratamiento buscan ser escuchados y atendidos afectuosamente; se ha demostrado que los usuarios en urgencias califican la humanización médica por la instancia de admisión para la atención urgente, la información sobre su enfermedad y el acceso de sus visitas familiares.

Para la asistencia, el médico debe tener características como empatía, autenticidad, compasión, fidelidad, integridad, respeto, espiritualidad y virtud, que Rogers, citado por Oseguera, agrupa en las siguientes categorías: respeto por los puntos de vista del paciente y consideración de cada una de sus opiniones en la toma de decisiones respecto a su salud; atender el bienestar psicológico del paciente, recordando que es único e individual; tratarlo en su contexto familiar y en su ambiente social y físico; poseer buenas cualidades de comunicación, escuchar (proporcionando confidencialidad y confianza), demostrar calidez y compasión y ser empático.

La enfermería y profesionales del cuidado siempre ha mantenido la vocación de atender y cuidar al paciente en un contexto dado por la palabra servicio, que es estar al cuidado del otro; la deshumanización ha estado presente en el ejercicio médico, pero también es relevante en el de enfermería ya que esta profesión ha asumido el cuidado del paciente como la piedra angular de su ejercicio, sin dejar de lado las labores de educación e investigación que han permitido construir y desarrollar día a día los fundamentos de la profesión. Siendo esta la premisa del ejercicio de la enfermería, hay que tener en cuenta que el cuidado es un proceso recíproco, interactivo e interpersonal que involucra el bienestar tanto de quien recibe como de quien otorga el cuidado, ya que el profesional cuenta con la disponibilidad para acercarse al paciente, tener tiempo para escucharlo y comunicarse con él de una manera empática y amable.

El cuidado humanizado se apoya en el conocimiento científico, la capacidad técnica y la relación terapéutica que el profesional de enfermería establece con el paciente, acogiendo al otro de una manera cálida sin dejar de ser uno mismo, despojándose de todos los factores externos que en algún momento puedan afectar la atención comprometida y de óptima calidad que implica dicho cuidado. En ocasiones la enfermería desarrolla su trabajo en instituciones fundamentadas en el modelo biomédico y curativo que reduce lo humano a una expresión biológica alejándolo de la visión humanista y holística del cuidado; esta es una de las causas de deshumanización en los cuidados de enfermería junto con la aplicación de las nuevas tecnologías, la búsqueda de la eficiencia y la sobrecarga de trabajo.

Los criterios para evaluar globalmente la deshumanización en la práctica de la enfermería son los siguientes: sentimientos del paciente, características del enfermero, apoyo emocional y físico, cualidades del quehacer del enfermero, pro actividad, empatía, priorizar al ser de cuidado y disponibilidad para la atención; estos criterios han sido tenidos en cuenta para la objetivación y documentación en la práctica asistencial de los cuidados humanizados por parte del personal de enfermería. El ejercicio de esta profesión centrado en los objetos y no en el sujeto va en contravía del cuidado humanizado, al ser la enfermería defensora del derecho a la salud y de la dignidad de la vida humana; las condiciones adversas generan un cuidado deshumanizado y por ello un compromiso de la docencia y la asistencia debe ser liderar la resignificación del acto de cuidado.

<u>Lo que no se ve</u>

Hay muchas cosas que no se ven... en el cuidado a un enfermo, a un adulto mayor y son aquellas simples cosas que tiene un significado muy grande, en lo que respecta la recuperación o simplemente el proceso del cuidado paliativo de una enfermedad.

Hay acciones en el cuidado que no se logra visualizar y estas acciones son las que muchas veces cumplen una función determinante en el momento de la recuperación, o simplemente el sentimiento de bienestar emocional y físico de la persona cuidada. Alguna de estas acciones son: empatía, apoyo incondicional, escucha activa, altruismo etc...

¡Qué lindo es poder destacar y visualizar aquellas acciones del cuidador que no se ven! pero si se pueden sentir por parte del entorno familiar de la persona cuidada.

Debemos cambiar el paradigma de solo lo que hace el medico es lo que le llevo a la recuperación; y si, por supuesto lo que hace el medico en el tratamiento es la base; pero sin enfermería no podría. Lo mismo sucede con el cuidador que lleve a cabo aquel agente que se encarga de la integridad física, ó sea el cuidador.

Acciones que acompañan las intervenciones propias de la profesión del cuidado.

¡Qué lindo es poder ser partícipe de un cuidado cuando obra la humanización en esas acciones que hacen la diferencia y que mejoran su estado físico-biológico y lo espiritual!.

CAPITULO 3

LA FAMILIA DE LA PERSONA CUIDADA

Un enfoque integrador.

El cuidador profesional o el cuidador por elección deben tener un enfoque que integre la persona cuidada y el entorno familiar directo. Sobre el cuidador por elección tendremos un apartado en este mismo libro. El cuidador debe siempre entender o acercarse al entendimiento porque las reacciones negativas que puede tener el familiar más directo sobre los cuidadores. Es sabido que muchas veces hay reacciones que los cuidadores no logran entender el porqué de cierta reacción. Hay que tener en cuenta que en la mayoría de los casos es el familiar que está más tiempo con ese ser querido y no está preparado emocionalmente ni profesionalmente de ciertas acciones o cuidados que deben ser seguidas. En la persona adulta mayor con Alzheimer que esta con un ser querido que puede ser hijos, esposa, esposo, nietos etc. Provoca mucho cansancio emocional y físico. Siendo siempre el cansancio emocional y psicológico que afecta más. Más adelante en esta obra veremos el síndrome de Burn out traducido al español "cansancio por el trabajo"

El cuidador de adultos mayores o de enfermos en general debe siempre tener una respuesta empática y entender reacciones negativas de la familia. Porque toda conducta refleja una situación ósea respuestas que no son acorde con lo esperado.

La familia del paciente o cuidador, es de suma importancia brindar a ellos la orientación necesaria para la comprensión de la enfermedad y la evolución de la misma, para que puedan ellos estar preparados en cierta forma al progreso de esta patología.

Levin (1993) definió la figura del cuidador como aquella persona dentro de la familia que asume la mayor responsabilidad en la atención al anciano.

Puede ser de dos tipos:

Cuidadores tradicionales: son los que han convivido tradicionalmente con el enfermo y se hacen cuidadores prácticamente sin darse cuenta al asumir responsabilidades antes incluso de la propia enfermedad.

Cuidadores modernos: son los que asumen el papel del cuidador cuando el enfermo comienza a necesitar ayuda para la realización de la vida diaria.

LA ECONOMIA EN LA FAMILIA PUEDE DECRECER.

Las enfermedades degenerativas crónicas son las patologías que más defit económico provoca en la financia familiar. Muchas veces el tener que contratar a un cuidador genera un desequilibrio en la economía.

Esta es una realidad muy visible en américa latina y en nuestro país especialmente. Y esto responde a múltiples causas una de ella hablaremos más adelante.

Nuestro país cuenta con un programa para el cuidado de personas con discapacidad y enfermedades degenerativas que es sistema nacional de cuidados. El mismo ayuda y da respuestas a las diversas situaciones de enfermedad y discapacidad de nuestra población y por ende soluciona parcialmente los gastos en los pagos de cuidadores.

El impacto económico es mas visible cuando el contexto socio-económico es vulnerable. Sabemos que con la creación de diversos organismos que se dedican a solucionar esta situación ha bajado el impacto, pero queda mucho camino por realizar y por consecuencia que el impacto económico sea cada vez menor.

Porque hablamos de que existe un impacto cuando en una familia necesitan contratar a un cuidador? La respuesta es bastante sencilla en muchos hogares el ingreso es insuficiente para poder cubrir la totalidad de los gastos que una enfermedad crónica genera.

En muchos casos la unión de varios hijos hace posible la recaudación económica para cubrir los honorarios del cuidador profesional o cualificado.

<u>La familia en la integración del cuidado</u>

Es muy importante la participación de la familia o de algún miembro de la familiar acerca de participar en el cuidado de su ser querido (siempre que el mismo desea compartir o participar en el cuidado). Cuando el familiar se integra en el proceso del cuidado el mismo aparte de adquirir destrezas y conocimiento adquiere fortaleza para sobrellevar dicha situación patológica de su ser querido. Poder ser partícipe de un proceso de recuperación o simplemente participar en brindar una mejor calidad de vida.

Hay patologías crónicas o degenerativas que van produciendo un deterioro general en la salud del enfermo o adulto mayor. Por consiguiente una intensa sensación de inseguridad y desasosiego por parte del familiar o de los integrantes de la misma. El cuidador debe estar siempre atento ante estas manifestaciones y que a muchos casos es expresado por alguna patología o dolores en diversas partes del cuerpo; como efecto de la acción emocional.

El manejo sobre las emociones por parte del cuidador profesional a la familia de la persona cuidada es un acto puro de filantropía.

Si ahondamos en el término filantropía o filántropo nos vamos a encontrar con una término que es muy poco usada y aplicada. La palabra filantropía marca aquellas personas que aman al género humano. La filantropía es una forma clara del cuidado humanizado y la participación del cuidado con la familia y el estar presente en los sentimientos de angustia por parte del familiar del enfermo o la persona adulta mayor.

Esta comprobado que los familiares que cuidan al adulto mayor influyen significativamente sobre el retraso y, tal vez, sobre el rechazo a la institucionalización de pacientes ancianos con enfermedades crónicas. Si bien los vecinos y amigos pueden ayudar, alrededor del 80% de los servicios de cuidados de salud ambulatorio es proporcionado por miembros de la familia.

<u>SENTIMIENTOS EN LA FAMILIA</u>

Los familiares de enfermos crónicos presentan una gran inestabilidad anímica: a veces, en cuestión de horas, pueden pasar de la risa al llanto, del desasosiego permanente a la tranquilidad relajada.

Los sentimientos que el familiar puede sentir como consecuencia del paso de la enfermedad son múltiples y variados. Alguno de ellos son:

<u>IMPOTENCIA:</u> el familiar renuncia a numerosas actividades para poder atender a su ser querido.

<u>RESENTIMIENTO</u>: Surge una pregunta muy común. Porque a mi? Constantemente tiene pensamientos que no puede controlar y que generan ira y frustración.

<u>SENTIMIENTO DE CULPA</u>: Están presentes a lo largo de todo el proceso, sobre todo en la toma de decisiones difíciles en las que ya no se puede contar con el enfermo.

<u>SOLEDAD:</u> el trabajo del cuidador o familiar puede resultar una tarea muy solitaria.

<u>SENTIMIENTOS CONTRARIOS:</u> De amor y de odio.

Estos son algunos de los sentimientos que pueden expresar los cuidadores de personas adultas mayores.

Sin hacer especificación en los trastornos o enfermedades que ocasionan los sentimientos mencionados hay enfermedades que provocan mas desequilibrio emocional. Uno de ellos es la enfermedad de Alzheimer o enfermedades degenerativas neurológicas.

CAPITULO 4

ENVEJECIMIENTO

En este apartado vamos a centrarnos en el envejecimiento y los cambios que biológicamente y naturalmente ocurren.

De acuerdo con la OMS, desde el punto de vista biológico, el envejecimiento es la consecuencia de la acumulación de una gran variedad de daño molecular y celular a lo largo del tiempo, lo que lleva a un descenso gradual de las capacidades físicas y mentales, un aumento del riesgo de enfermedad y finalmente la muerte. Proceso de envejecimiento. Algunas teorías del envejecimiento entienden como proceso de envejecimiento a aquellas alteraciones que se dan en el organismo a lo largo del tiempo que conducen a la perdida de capacidades funcionales.

El proceso de envejecimiento es un proceso natural, universal, no es una enfermedad, es continuo y depende del contexto histórico-geográfico que toque envejecer.

Luego de los 65 años de edad se denomina la etapa de la vejez. Que es la última etapa del ciclo vital de una persona.

<u>El envejecimiento poblacional</u>

Hace ya muchos años que la población mundial envejece. Sabemos que la esperanza de vida en la región aumento 20 años en los últimos 50 años. Esto es consecuencia positiva de muchas cosas entre ellas, las ciencias médicas. Por otro lado también se observan retos y desafíos importantes para la política de un país.

Actualmente existen países que más de la mitad de sus habitantes son pasivos. Esto significa una reestructura económica y política de un país.

El envejecimiento poblacional también significa un reto importante a nivel de los sistemas de salud. La formación de profesionales dedicados a la capacitación en geriatría es muy importante así también cuidadores capacitados en esta área y sobre todo con formación en el cuidado humanizado. El cuidado humanizado debe ser de aquí en más el punto de partida cuando se forman y capacitan profesionales.

NESECIDADES EN SALUD

La demanda de servicios de salud es consecuencia de una necesidad sentida que no puede ser definida únicamente desde el punto de vista del médico, sino que debe considerar los aspectos personales y socioculturales de los individuos demandantes. Por lo general, las necesidades exceden a la demanda, en ocasiones las personas no se dan cuenta de que necesitan atención médica o los costes que genera la misma las inhiben de buscarla. Paradójicamente, una de las metas de los sistemas de salud, y específicamente de las instituciones de salud, es hacer que las demandas y las necesidades de los usuarios coincidan, pero son muy pocas las acciones realizadas para eliminar las barreras de accesibilidad que ponen los sistemas de salud a las personas, y en especial a aquellas menos favorecidas, y donde, desafortunadamente, los problemas de salud son más graves. Pero la gran brecha que hay entre demanda de servicios y necesidades de la población también indica la existencia de problemas culturales o desconocimiento de la problemática epidemiológica. Existe una relación entre la salud de los ancianos, las condiciones de vida y el uso de los servicios de salud y el estilo de vida. No existe una coherencia entre la atención en salud para la población mayor de 60 años y su caracterización como grupo vulnerable debido a la baja cobertura de los servicios, su deficiente calidad, la gestión inapropiada, la escasez de recurso humano capacitado, la falta de una conciencia de autocuidado y de programas específicos en promoción, prevención, diagnóstico, tratamiento y rehabilitación, que para este grupo no ha sido considerado prioritario.

EL ENVEJECIMIENTO SALUDABLE

El envejecimiento debido a los diversos cambios que trae consigo es difícil establecer concretamente el estado de salud del individuo puesto que se asocia ligeramente con la edad de una persona en años, esto quiere decir que se puede apreciar dentro de un grupo etario diversas condiciones de vitalidad o deterioro. Lo cual esta principalmente influenciado por el entorno que lo rodea. Con el transcurrir de los años los cambios fisiológicos son ineludibles y pueden incrementar el riesgo de padecer enfermedades crónicas, sin embargo la existencia de diversas afecciones puede tener una connotación poco relevante en el impacto de la calidad de vida de una persona, puesto que es posible sobrellevar una enfermedad que no implique efectos graves en el individuo, por ende para evaluar las necesidades en salud del adulto mayor es necesario tener en cuenta no solo la enfermedad, sino también como la misma influenciara su entorno y transcenderá en su funcionamiento

El poder continuar con una vida activa y social luego de la jubilación es fundamental para mantener la cognición de una forma óptima y eficaz.

La gran mayoría de los autores y profesionales en la salud geriátrica hacen mención a este punto. Por lo que el cuidador debe siempre estimular y promover conductas que contribuyan en este sentido.

El simple hecho de poder socializar con compañeros, amigos, conocidos etc.. poder concurrir a lugares que el mismo se sienta bien, esto son formas simples y que incluso pueden retardar la parición enfermedades neurodegenerativas.

LA INSTITUCIONALIZACION

Este punto es el más sensible o dentro de los más sensibles en la vida del adulto mayor y entorno familiar; este último no en todos los entornos familiares.

La institucionalización o más conocido la internación en centros tales como residencia u hogares provoca un doble sentimiento; uno de ellos la tranquilidad para los familiares que allí van a estar mejor cuidados. Otro de los sentimientos que más se observa en el adulto mayor es la angustia y la incertidumbre. La mayoría de ellas tienden aceptar la situación luego de algunos meses. Un número menor (40%) no logra aceptar y muchas veces esto constituye un porcentaje grande en morbimortalidad. Por supuesto que en estos casos no son sumados aquellas personas con deterioro cognitivo. También debemos decir que influye mucho el contexto de vida del adulto mayor. No es la misma reacción de aquella persona que vive sola a aquella que Vivian con su conjugue u otro familiar. Los adultos mayores que Vivian solos tienen más probabilidad de aceptación y en menor tiempo Que Aquellos que Vivian con familiares. Las reacciones son más negativas y dolorosas sobre todo psicológicamente.

La institucionalización es muy favorable cuando el hogar o residencia cumplen con los requisitos básicos para su funcionamiento. Y por sobre toda las cosas el trato humanizado que es y va ser siempre la clave para el cuidado.

Muchas veces cuando se institucionalizan a un adulto mayor los familiares quieren estar seguro de que en ese centro asistencial va a estar bien atendido, y es muy importante que la institución tenga a cargo cuidadores capacitados y formados.

La formación humana del cuidador es el punto primordial para llevar a cabo un cuidado diferencial basado en lo humano.

En una residencia u hogar vamos a encontrar muchas situaciones muy complejas como ser los trastornos vasculares y los diferentes tipos de demencias. Siendo demencia tipo Alzheimer la más predominante.

El cuidador debe estar preparado para enfrentarse a situaciones estresantes pero siempre el actuar debe ser con una mirada humanizada. Como vimos en capítulos anteriores el cuidado humanizado debe ser el eje principal.

Como vimos anteriormente la empatía es una herramienta muy importante para el trabajo del cuidado. En un hogar o residencia los funcionarios y sobre todo enfermeros y cuidadores deben fomentar la empatía como base principal en la relación con el interno.

Aspectos a tener en cuenta cuando un adulto mayor es institucionalizado en un hogar o residencia es que mantenga su independencia y autonomía, y por consiguiente su dignidad como persona. Una de las dificultades que enfrenta el adulto mayor es la pérdida de su autonomía; debemos fomentar lo máximo posible que ese adulto mayor siga siendo quien es.

Otro de los problemas que muchas veces enfrenta el adulto mayor institucionalizado es la separación de su cónyuge o su pareja; por lo que el centro de asistencia permanente para adultos mayores debe tener en cuenta esa situación para cuando surja no sea un impedimento en su alojamiento.

TODA UNA VIDA JUNTOS, Y EN LA VEJEZ NOS SEPARAN!!!!

CAPITULO 5

DIFICULTADES COTIDIANAS EN LAS PERSONAS ADULTAS MAYORES

El deterioro físico derivado natural del envejecimiento, asociado a la presencia de una o más enfermedades y al estilo de vida de la persona, puede provocar que los adultos mayores no consigan realizar por si mismo las actividades más elementales de la vida diaria.

Algunas de las actividades cotidianas en las que el

Adulto mayor encuentra dificultad para realizar son:

• Subir y bajar escaleras

• Aseo personal

• Vestirse

• Salir de la casa

• Apego a un tratamiento terapéutico

• Usar el teléfono

• Cocinar

• Asear la casa

• Moverse dentro de la casa

• Lavar la ropa

• Comer

El cuidador debe atender con mucha sensibilidad y empatía esas cuestiones que se ven alteradas de alguna manera por el proceso natural del envejecimiento. Atender sensiblemente, porque son aspectos importantes de la vida que se ven alterado y muchas veces produce situaciones emocionales adversas. El cuidador desde la perspectiva humanizada debe promover un cuidado de acuerdo a sus necesidades y apoyo emocional que provoque bienestar a la persona cuidada.

Debemos recordar que cada persona es única y con necesidades diferentes aunque la patología sea la misma. Una valoración de cuidado individualizada es el criterio y objetivo principal cuando cuidamos.

<u>LA MEMORIA E INTELIGENCIA</u>

Según un estudio realizado por Shaie Willis, el nivel de inteligencia se mantiene estable luego de los 30 años y hasta los medido de los 50. Entre los 53 y los 60 años de edad se presenta un pequeño decremento y luego de los 60 se presenta una nueva disminución.

Por lo general se distinguen dos tipos funcionales de inteligencias: la fluida y la cristalizada. La primera representa la capacidad de resolver problemas nuevos y la segunda la capacidad de resolver problemas según la acumulación de experiencias anteriores. Por ende la inteligencia fluida disminuye conforme el tiempo, pero la cristalizada aumenta; es decir que los adultos mayores presentan un alto grado de inteligencia relacionada a las experiencias. Además, es importante considerar que las habilidades intelectuales pueden mantenerse en un buen nivel de funcionamiento, sin alteraciones importantes, a pesar del transcurrir del tiempo.

En los adultos mayores, la memoria a corto plazo es la que se deteriora con más facilidad. En cambio es común que la memoria a largo plazo, asociada al pasado lejano, se conserve asombrosamente.

La creatividad de un adulto mayor, por su parte ciertamente puede resultar limitada a causa de problemas de salud o incapacidad física, pero no hay que olvidar que la creatividad y la productividad no dependen solo de la salud, sino también de una apreciación y reconocimiento de parte de las personas que lo rodean, por ello es importante integrar a los adultos mayores y reconocer sus contribuciones dentro de su familia o entorno.

TRASTORNO ANIMICO

Los cambios emocionales nos afecta a lo largo de toda nuestra vida. En el caso del desarrollo del adulto mayor, no es una excepción. De acuerdo con estudios psicológicos y sociológicos, el adulto mayor sufre una alteración en su autoestima y su entusiasmo debido principalmente a los siguientes factores: deterioro físico y biológico. Por ejemplo, el debilitamiento o la pérdida total de las capacidades visuales, motrices y auditivas que pueden degenerar en la pérdida de la autonomía. El paso de persona laboral a persona jubilada. Este es uno de los hechos más comunes que suelen contribuir a disminuir la autoestima del adulto mayor, pues cuando se jubila y comienza a sentirse improductivo deja de tener una actividad que lo obligue a mantener una vida activa; por ello es usual que, cuando han dejado de trabajar, permanezcan aislado en su hogar por largos periodos.

Abandono de hijos. El adulto mayor se siente abandonado cuando los hijos deciden independizarse del lazo paterno o materno, ya sea para formar una familia o para generar un espacio de convivencia propia.

Además de estos factores existen otros que pueden afectar su estado de ánimo, como pueden ser: muertes de seres queridos, indiferencia por la vida, miedo a la cercanía de la muerte, etc.

Todos estos afectan el ánimo de los adultos mayores y pueden provocar que se retraigan y se aíslen. Por ello es necesario tomar medidas adecuadas para evitar tales trastornos.

La empatía y la escucha activa es fundamental dentro del acompañamiento o cuidado humanizado. Estos dos elementos favorecen un equilibrio en el estado de ánimo y mejora sustancialmente su autoestima.

TIPOS DE ADULTO MAYOR

Adulto mayor sano

Persona independiente, autónoma, limitada sólo por un proceso lógico de la edad. Son personas que viven en otra etapa evolutiva, adaptándose a los cambios que su organismo exige. Cómo vivencien estos cambios será lo que determine si se encuentran en una etapa de plenitud, de aceptación, de conocimiento de sí mismos y de sus limitaciones aceptándolo como parte normal del proceso de vida. O bien todo lo contrario. En muchas ocasiones son los cuidadores principales en muchos hogares. No obstante, la vigilancia de la salud en estos momentos de la vida es tan importante como en otras edades. Prevención y cuidado son dos medidas que deben aplicarse en primera persona, sus controles, un nivel de actividad aceptable así como mantener una actividad lúdica motivadora. Mantenerse activo es síntoma de una estado saludable. No restrinjamos tareas que pueden realizar de forma adecuada.

Adulto mayor enfermo o vulnerable

Aquel que padece una enfermedad aguda, por lo que es la patología y sus síntomas lo que marca el camino de esta persona. Es como cuando a un adulto le aparece una enfermedad, mientras ésta no remite es la que marca el día o los días que dure. En función de dicha enfermedad se hará la adecuación de su vida, de sus limitaciones funcionales y / o psíquicas, de sus cuidados. Cuando remita volverá a ser un anciano sano o si empeora o se complica pasaría a ser un anciano frágil. La evolución de la misma marcará las ayudas que requerirá y los pasos a seguir por los cuidadores.

Adulto mayor frágil

Hablamos de una persona que padece varias enfermedades agudas y que ya presenta características de dependencia parcial. El control de sus actividades diarias ya no es sólo suyo, le supera, depende de sus cuidadores para tareas que antes podía realizar por sí mismo. Una conversación motivadora, un apoyo en las tareas más exigentes del día a día no son suficiente apoyo para esta persona, requiere más de nosotros. Su dependencia empieza a marcar nuestras pautas de acción. Presenta una alta probabilidad de ser cada vez más dependiente. Es el momento para organizar los cuidados, establecer las rutinas y no adentrarnos en el cuidado de forma total ya que el nivel de demandas es muy probable que aumente de forma considerable y el desgaste del cuidador en estos momentos puede ser muy lesivo para el mismo, ya que las demandas pueden superarnos por la falta aún de organización en las mismas, ya que son imperiosas y acuciantes.

Adulto mayor dependiente

Un cuarto grupo es el anciano geriátrico. Nos referimos a una persona dependiente para las actividades básicas de la vida diaria. Son nuestros ancianos dependientes, lo cotidiano para ellos supone un reto al que no pueden enfrentarse solos. El hecho de vestirse, ir al baño o moverse les requiere un esfuerzo que no pueden realizar sin ayuda de un cuidador. Su afectación les hace vulnerables y la ayuda de los auxiliares les es indispensable. El continuo de demandas es imperioso, si se les satisfacen todas y no se les exige ningún esfuerzo, el grado de dependencia llegará a ser total, llegando en muchos casos a la institucionalización de los mismos. Las demandas para los cuidadores es total. Se hace prioritario una rutina en el día a día, una participación por parte del anciano no dejándolo que quede relegado a no hacer nada. La fragilidad es un factor de riesgo para la discapacidad, y valorar de una forma correcta qué puede hacer (con ayuda) y qué no se convierte en una parte imprescindible para marcar una meta en sus objetivos diarios.

SINDROME GERIATRICO

Hoy, el síndrome geriátrico se utiliza para referirse a un conjunto de cuadros (síntomas y signos) . Estos habitualmente son originados por la conjunción de una serie de enfermedades que alcanzan una enorme prevalencia en el anciano, y que son frecuente origen de incapacidad funcional y social.

Las enfermedades en el adulto mayor tienen ciertos modelos de presentación, acuñándose este término para referirse a las formas de presentación más frecuentes.

A continuación, se describen alguno de los más frecuentes:

- Caídas

- Polifarmacia

- Incontinencia urinaria y fecal

- Síndrome de inmovilización

- Síndromes vasculares

- Úlceras

- Síndromes respiratorios

- Derivaciones sensoriales

Elevada frecuencia, su incidencia y prevalencia son elevadas entre la población mayor de 65 años. Aumenta aún más si se consideran determinados grupos, como son los mayores de 80 años, las personas hospitalizadas o los residentes en instituciones. Carácter sincrónico, ya que cada uno de ellos constituye una forma de presentación de diferentes patologías; casi cualquier enfermedad puede presentarse en el anciano como uno de estos síndromes.

Tras su aparición, todos ellos originan un importante deterioro en la calidad de vida de las personas que los padecen. A menudo, generan o incrementan la dependencia de otras personas, produciéndose un aumento de las necesidades de asistencia sanitaria y de apoyo social. Si no se cubren, favorecen el aislamiento social y la institucionalización de la persona dependiente.

En muchos casos, su aparición es prevenible y si se diagnostican adecuadamente, son susceptibles de aplicar el tratamiento correspondiente.

Su abordaje diagnóstico y terapéutico requiere valoración integral, abordaje interdisciplinario y correcto uso de los niveles asistenciales.

El cuidador debe de estar atento a cualquiera de las apariciones ya mencionadas, el detectar a tiempo hace posible un diagnostico en etapa inicial y su pronóstico es mejor.

CAPITULO 6

SINDROME DEL CUIDADOR

Se define como un estado de agotamiento físico, emocional y mental que se desarrolla en las personas dedicadas al cuidado de enfermos y personas Adultas mayores. Este síndrome de sobrecarga del cuidador suele detectarse cuando la persona cuidada padece alguna enfermedad crónica degenerativa siendo el más común, deterioro cognitivo por algún tipo de demencia.

Hay que tener en cuenta que el cuidador puede ser un familiar o una persona capacitada para el trabajo del cuidado. El colapso del cuidador viene motivado por una combinación de situaciones y sentimientos.

Por un lado, se debe realizar un sobreesfuerzo físico y permanente para atender a la persona cuidada, que se vuelve cada vez más dependiente y va necesitando más cuidados. Además se añade una combinación de varios sentimientos, como puede ser la frustración y la ansiedad. Así también varias horas de contacto, muchas veces sobrepasan las horas que se recomienda para el trabajo del cuidado remunerado. Se recomienda que la persona que trabaja como cuidador no sobrepase las 6 a 8 horas.

Cuando el cuidador es un familiar por lo general esta muchas horas en el cuidado de su ser querido (a veces las 24h) y esto conlleva a múltiples situaciones de sobrecarga emocional.

Como se manifiesta este síndrome

Cuando hacemos referencia a síndrome, nos estamos refiriendo a un conjunto de síntomas y de signos.

Gran parte de los casos aluden una primera sensación de estar sobrecargados, como si no pudieran llegar a realizar los actos relacionados al cuidado del enfermo o Adulto mayor.

Otro de los signos de alerta relacionados son:

-Cansancio físico y sobre todo mental

- trastorno del sueño

-irritabilidad constante

-altos niveles de ansiedad y estrés

- aislamiento

-trastornos físicos

Si usted reconoce alguno de estos síntomas y signos, lo más adecuado es consultar con su medico.

Síndrome de burnout

Este síndrome también conocido en su traducción al español como "quemarse por el trabajo" tiene gran similitud al trastorno relacionado anteriormente.

El síndrome de burnout, es definido por la OMS como una enfermedad consecuencia del estrés crónico laboral. Se caracteriza por sensación de agotamiento, distancia mental con el trabajo, pensamientos negativos y sentimientos de frustración e ineficacia. Es un proceso paulatino que deriva de una alteración psicológica y que está incluido exclusivamente al entorno de trabajo.

Alguno de los síntomas y signos son:

- Sentimiento de fracaso

- Agotamiento físico, mental y emocional

- Frustración

- Baja autoestima

- Falta de concentración

- Estado permanente de nerviosismo

- Comportamientos agresivos

- Dolores de cabeza y taquicardia

- Ausentismo laboral

- Aburrimiento constante

- Trastorno alimenticio

- Trastorno del sueño

- Irritabilidad

- Comunicación deficiente

COMO PREVENIR ESTOS SINDROMES

-Si el cuidado es un trabajo remunerado tratar de no superar las 6 a 8h diarias.

-si la persona que cuido es familiar, tratar de salir al menos 3 horas al día, como forma de distracción, mantener un grupo social y compartir los sentimientos.

-mantener un equilibrio entre vida laboral y personal

- pedir ayuda si debo realizar algún esfuerzo físico con la persona cuidada.

-establecer límites claros en el trabajo. Si el trabajo es remunerado, tener un dialogo con los familiar y dejar claro las funciones que competen al cuidador.

-dormir como mínimo 8 horas

Realizar ejercicios regularmente

-practicar técnicas de manejo de estrés, como la meditación o el yoga.

-tratar que la situación de la persona en la que cuido no me provoque una sensación de angustia permanente.

Cuidar desde la humanización no es enfermarme con mi paciente.

DETERIORO COGNITIVO

El deterioro cognitivo es una de las principales causas de los síndromes que mencionamos para el cuidador. Aunque esta obra está enfocado en el cuidado humanizado, es importante dejar plasmado las dificultades que atraviesa el cuidador y darle herramientas para que su trabajo sea de la mejor forma posible.

El deterioros cognitivos, y por consiguiente las diversas demencias en el adulto mayor hacen que el trabajo para el cuidador se vuelva complejo, por lo que debemos atender muchas veces las necesidades reales de los cuidadores.

Cuando hablamos de deterioro cognitivo, nos referimos a cualquier tipo de disminución en la función cognitiva.

Las funciones cognitivas más importantes son la atención, la orientación, la memoria, las funciones ejecutivas, el lenguaje, la cognición social y las habilidades viso espaciales.

El deterioro cognitivo puede ser leve, moderado y grave. El deterioro cognitivo leve puede incluir problemas de memoria, de lenguaje o de capacidad de juicio.

Las personas con deterioro cognitivo leve pueden ser conscientes de que su memoria o sus funciones mentales han decaído. Su familia y amigos cercanos también podrán notar cambios. Sin embargo, estos cambios no son tan graves como para que repercutan en la vida diaria ni las actividades habituales.

El deterioro cognitivo moderado ya se observa una gran disminución en las habilidades de socializar, la memoria, el lenguaje, la capacidad para toma de decisiones y la dificultad en la marcha. Decimos que esta persona ya se encuentra en una dependencia (no total), mantiene la memoria a largo plazo muchas veces intacta.

El deterioro cognitivo grave, es el grado máximo de la progresión del olvido sin retorno. El comienzo es paulatino. Sus síntomas al principio son leves. Al correr del tiempo sus capacidades comienzan a deteriorarse muy marcadamente, su olvido es muy visible, su recuerdo es mínimo, no comprende ni logra una comunicación, su marcha cada vez es más débil, tiene un gran deterioro funcional y en poco tiempo su dependencia es total.

El deterioro cognitivo puede estar relacionado con Alzheimer u otro tipo de demencia.

CAPITULO 7

MALTRATO HACIA EL ADULTO MAYOR

La Organización Mundial de la Salud (OMS) define al maltrato hacia el adulto mayor como "...la acción única o repetida, o falta de la respuesta apropiada, que ocurre dentro de cualquier relación donde exista una expectativa de confianza y la cual produzca daño intencionado o no, o angustia a una persona adulta...". El maltrato hacia el adulto mayor también se constituye como una dificultad en la atención institucional a nivel mundial, lo cual desencadena alteración en su salud física y psicológica. Un agravante de la situación de maltrato es el aumento progresivo con el paso del tiempo, lo que representa un desafío de salud pública en cualquier país sin importar culturas o economías

<u>FACTORES DE RIESGO</u>

- Factores de riesgo del anciano: deterioro de la salud, incontinencia, edad avanzada, dependencia física, alteraciones mentales, maltrato previo, deterioro cognitivo y aislamiento social

- Enfermedades de base: el adulto mayor tiene una alta posibilidad de desarrollar patologías debilitantes, incapacitantes o terminales, exponiéndolo en situaciones de vulnerabilidad frente al maltrato; es por esto que requieren de atención personalizada y de tiempo completo para suplir sus necesidades. En este grupo de patologías encontramos todas aquellas de carácter crónico y degenerativo, que dejan como consecuencia algún grado de dependencia física o la muerte.

- Dependencia: la dependencia del adulto mayor puede verse reflejada en 3 formas: física, económica y emocional. La física se puede entender como la dificultad o incapacidad para ejecutar actividades de la vida diaria. Esta incapacidad se genera por el proceso deletéreo que viene ligado a la edad; sin embargo, "...el proceso de envejecimiento no es sinónimo de enfermedad, sino que, el adulto mayor; es vulnerable a padecer enfermedades sobre todo crónicas, que conducen fácilmente a la morbilidad, discapacidad y dependencias".

- Factores de riesgo del cuidador: algunas situaciones que exponen a la persona cuidadora a ejercer maltrato al adulto mayor incluyen; sensación de estrés, sobrecarga física, emocional y psicológica. Patologías resultantes de esfuerzos excesivos, trastornos psicopatológicos, abuso de sustancias, vivencias de violencia familiar, falta de contacto social, antecedentes de abuso económico de parte del victimario, apoyo insuficiente para el cuidado del anciano, múltiples obligaciones conyugales, paternas, domésticas o laborales y ser hombre.

CAUSAS

En la actualidad, se identifican múltiples causas de maltrato al adulto mayor, todas relacionadas con ejercer control sobre la persona dependiente, marcada por:

- Carencia de educación y cultura sobre el proceso deletéreo que representa envejecer.

- Ausencia de programas de promoción de derechos.

- Carencia de estrategias para la detección temprana de maltrato.

- Ausencia de denuncias.

- Estrategias poco eficientes en la protección del adulto mayor.

- Falta de respeto y de agradecimiento de las poblaciones al adulto mayor.

- Sobrecarga de los cuidadores, enfermeras y demás personal de salud.

TIPOS DE MALTRATO

- Maltrato físico: empleo de fuerza física para generar lesión, dolor o discapacidad al anciano como: golpes, quemaduras, fracturas, administración abusiva de fármacos o tóxicos.

- Maltrato psicológico: generar perjuicio, dolor o castigo mediante agresión verbal, intimidación, austeridad, engaño, y producir incomodidad psicológica; produce sensación de alta fragilidad, debilitamiento de autoestima, irrupción en la intimidad, despersonalización y aumento de la situación de soledad.

- Maltrato emocional: omisión de muestras de cariño y fallas en la comunicación asertiva.

- Abandono: acción de desentendimiento sin razón

aparente arriesgando el bienestar de la persona sobre la cual se es responsable legalmente.

- Abuso sexual: contacto o acciones sexuales sin consentimiento, se evidencia de manera abierta o se esconde tras expresiones faciales, comunicaciones verbales, insinuaciones, caricias, exposición de genitales o violación.

- Negligencia: acción de olvido, en la que se suspende el suministro de elementos para la atención básica del adulto mayor, incluye falta de cuidados higiénicos, vivienda, alimentos, seguridad y tratamientos médicos, y puede ser activa o pasiva. La negligencia activa hace referencia a la ausencia de atenciones necesarias hacia el adulto mayor dependiente por parte del cuidador principal a causa de descuido o apatía, es considerada como un acto deliberado, en tanto que la negligencia pasiva es considerada como un acto involuntario que resulta del desconocimiento o incapacidad para proveer cuidados necesarios al anciano.

- Abuso económico: acción jurídicamente demostrable e inadecuada de aprovechamiento económico y/o la utilización de recursos o fondos financieros, específicamente, obstaculizar uso de dinero por parte del propietario, extorsión económica o desmán patrimonial.

- Maltrato invisible: la escasa, o en ocasiones nula visibilidad de los malos tratos en los lugares de estadía para el adulto mayor, es la mayor razón de subvaloración. Esta modalidad de maltrato se ejecuta con la utilización de técnicas de coerción, alterar la vida digna y limitar la autonomía para la toma de decisiones. Se evidencia, además, con una atención insuficiente o de mala calidad, que desencadena complicaciones para las diferentes patologías y estado general que maneje el adulto mayor. Una muestra clara de este tipo de maltrato es la incorrecta administración de medicamentos, incumplir con sus horarios u omitir el suministro de los mismos, cuando no se facilitan las condiciones ambientales óptimas o se lanzan comentarios hostiles, cuando se irrumpe la privacidad, se establecen restricciones físicas sin necesidad evidente y no se consideran los obstáculos arquitectónicos que desencadenan caídas.

- Ensañamiento terapéutico: se produce cuando se realizan procedimientos diagnósticos molestos o dolorosos que podrían ser innecesarios, pero a su vez, también el mantener tratamientos que afectan de forma negativa a la calidad de vida del paciente, prolongando una situación irreversible o terminal.

- Maltrato farmacológico: se lleva a cabo mediante el uso excesivo de calmantes cuando no es necesario o negación de la administración de los mismos cuando lo precisan.

- Restricciones: tanto físicas como químicas, ya que limitan de toda capacidad de movimiento libre a la persona.

Categorías de maltrato en las instituciones de adultos mayores: se establecen cuatro categorías: la infantilización, cuando se ofrece al adulto mayor un trato que normalmente se le da a un niño que todavía no tiene la responsabilidad suficiente y al que no se le pueden confiar tareas o que haceres; la despersonalización, cuando no se consideran las condiciones o necesidades específicas de cada paciente y se ofrece una atención generalizada; la deshumanización, consiste en ignorar al anciano, negarle su privacidad y quitarle cualquier responsabilidad que esté en condiciones de asumir; y por último, la victimización, en donde se interrumpe la integridad tanto física como psicológica del adulto mayor, por medio de ofensas, penalizaciones físicas, intimidaciones, entre otras. Estas modalidades de maltrato ocurren en una gran parte de la población adulta mayor, con mayor frecuencia en el género femenino, en el rango de 60 a 74 años.

<u>SIGNOS DE ALARMA</u>

- "Períodos de tiempo prolongados entre la aparición de una lesión o patología y la solicitud de asistencia.

- - Incongruencias en el relato de los hechos cuando ocurre un accidente, discrepancias entre las versiones del cuidador y el paciente.

- - Explicaciones contradictorias y poco creíbles acerca de la manera como se origina el incidente.

- - Visitas recurrentes a los servicios de urgencias o necesidad repetida de solicitar atención médica por complicaciones de enfermedades de base, pese a contar con un adecuado plan de manejo en casa o institución de alojamiento.

- - Identificación al momento de la consulta médica de un adulto mayor en condiciones de deterioro físico, funcional o cognitivo sin contar con la compañía y el respaldo de su cuidador principal.

- - Cumplimiento débil e insuficiente del tratamiento médico, con dosis alteradas (por exceso o por defecto) o consumo de fármacos (psicótropos) no prescritos por el personal médico autorizado.

- - Dificultad para conseguir una comunicación asertiva

con el adulto mayor cuando está presente el cuidador.

- - Antecedentes de episodios que sugieren ser víctima de maltrato".

- "Justificaciones sin lógica aparente acerca de la forma como se producen los accidentes o las lesiones.

- - Demoras para acudir a los servicios de asistencia médica.

- - Visitas frecuentes a servicios de salud por razones cambiantes.

- - Administración incorrecta de medicamentos.

- - Falta de respuesta eficiente para los tratamientos propuestos.

- - Lesiones en la piel (úlceras) con una mala evolución, a pesar de aplicar las medidas adecuadas de tratamiento.

- - Desnutrición importante sin razón aparente.

- - Deshidratación.

- - Caídas frecuentes.

- - Actitud de temor, ansiedad o pasividad.

- - Negativa fuerte a dejar solo al anciano por parte del cuidador"

CONSECUENCIAS DEL ABUSO Y MALTRATO

- Físicas: hematomas, equimosis, contusiones, fracturas de diferentes tipos, quemaduras de diferentes grados, abrasiones, laceraciones, arañazos, heridas por ataduras, luxaciones.

- Psicológicas: confusión, indefensión, agitación,

pseudodemencias, ideas e intentos suicidas, aislamiento social, emocionalmente deprimido o ansioso, pérdida de apetito, temor y alteraciones del sueño.

- Negligencia: exacerbación de enfermedades de base, ulceras por presión, hipotermia, hipertermia, deficiente higiene corporal, malnutrición, desnutrición y deshidratación.

- Económicas: nivel de vida deteriorado por la disminución o supresión de los ingresos, falta de servicios básicos, incapacidad para pagar sus servicios públicos, alteración de firmas, modificaciones en los hábitos de ingresos y egresos y desahucio.

- Sexuales: enfermedades de transmisión sexual, traumas o lesiones en áreas genitales, pechos, boca o zona anal y hemorragias vaginales.

DESAFIOS PARA EL FUTURO

Entre las problemáticas de salud de interés, la población adulta mayor tiene muy poca representación. Sin embargo, actualmente esta población registra un aumento epidemiológico que expone la importancia y relevancia de su situación ante investigadores. El proceso de envejecimiento de una población surge como producto de las dinámicas demográficas y epidemiológicas de la actualidad, el descenso en las tasas de mortalidad y natalidad, y elevación importante de la esperanza de vida. Alrededor del mundo, se reporta que para el periodo comprendido entre los años 2000-2050, la población igual o mayor de 60 años se duplicará, y pasará del 11 % al 22 % de la población mundial. Todas las circunstancias anteriormente expuestas, se han convertido en factores desencadenantes de la institucionalización de la población mayor de 60 años. El proceso de envejecimiento demográfico de la población desencadena grandes retos y modificaciones en las estructuras sociales, económicas y culturales.

Estos cambios demográficos involucran, a su vez, la imperiosa necesidad de contar con una buena preparación, para garantizar condiciones óptimas de vida para una sociedad en envejecimiento. Es de esta manera, como se destaca la importancia de la implementación de actividades de promoción y prevención, con la meta de eliminar la exclusión y los malos tratos que se constituyen como producto de estereotipos que se mantienen a través de los años, pasando de generación en generación, a raíz del distanciamiento entre generaciones y la falta de programas de educación y protección.

La formación a los cuidadores es fundamental, ya que el aumento en la demanda del número de adultos mayores requiere una adecuada formación en los cuidados y sobretodo en la atención humanizada, que sin lugar a dudas es el pilar fundamental para la buena relación del cuidador y el adulto mayor. El cuidado humanizado es el cuidado centrado en la persona.

CAPITULO 8
MITOS Y ESTEREOTIPOS EN ADULTOS MAYORES

Idea o creencia que no tiene una constancia científica, pero que muchas personas lo consideran real, atribuyendo calidez que no posee, ya sea por su uso prolongado o por la cultura dominante.

Tener miedo o pensar negativamente sobre la vejez se debe, en muchas ocasiones a estereotipos culturales que crean una imagen falsa sobre la vejez. En este sentido, los mitos del envejecimiento relacionan de forma errónea esta etapa con aspectos como el deterioro de las capacidades, dependencia, enfermedades y problemas cognitivos, entre otros.

Debido a estos estereotipos que muestran a los mayores como individuos frágiles que suponen una carga para la sociedad, pueden surgir situaciones demaltrato o de discriminación, social o institucional, hacia las personas de edad avanzada.

En este artículo explicamos por qué son falsos algunos de los principales estereotipos y mitos sobre la tercera edad. De esta forma, podemos entender cuál es la realidad del envejecimiento y prevenir actos de discriminación hacia los mayores, como el edadismo (discriminación por razón de edad).

MITOS Y PREJUCIOS MÁS COMUNES EN EL ENVEJECIMIENTO

El proceso del envejecimiento se asocia al deterioro, físico, funcional y mental, debido a los estereotipos culturales que la sociedad ha ido configurando y que, hasta las propias personas mayores, llegan a creer.

En este sentido, los mitos del envejecimiento no solo afectan en la forma de pensar sobre las personas Adultas mayores de los jóvenes, sino que también repercuten de manera muy negativa a la propia vivencia de la vejez. De esta forma, la mala imagen que la sociedad tiene sobre las personas mayores se traslada a la percepción del mayor sobre sí mismo.

Como consecuencia, los estereotipos relacionados con el envejecimiento pueden conllevar: -Mala actitud de las personas con los ancianos: en estos casos, las personas mayores se ven como una carga para los demás, lo que puede desencadenar situaciones de maltrato, exclusión o discriminación.

- Disminución de la autonomía y productividad: una mala percepción del envejecimiento por parte de quien lo está viviendo puede repercutir en su estado psicológico, aumentando su inactividad, dependencia y aislamiento social.

- Mayor riesgo de enfermedades cardiacas: al igual que repercute mentalmente, la discriminación hacia las personas mayores también perjudica a su salud física, ya que incrementa el estrés cardiovascular.

Debido a que la demografía tiende hacia una población cada vez más longeva y, por tanto, envejecida, es fundamental acabar con los mitos que aportan una imagen negativa y errónea de la vejez. Aquí puedes ver una lista de los estereotipos sobre personas mayores más comunes.

Las personas mayores tienen" viejas formas de pensar"

Se trata de un mito que puede desmentirse con solo tomarnos el tiempo de hablar con las personas mayores. Es decir, si les preguntamos sobre sus pensamientos y sus propias experiencias pasadas, podremos comprobar que cada individuo tiene sus propias opiniones y sentimientos, lo mismo que sucede con personas de cualquier otra edad.

Por este motivo, asumir que todas las personas mayores de 60 años tienen las mismas creencias y actúan de la misma forma, no solo es un estereotipo, también es una afirmación injusta.

Las personas mayores son menos adaptables al cambio

Al igual que en el caso de los pensamientos, la adaptabilidad y la forma de afrontar los cambios son diferentes según el individuo y no depende de la edad. Es decir, mientras que hay personas que se emocionan ante lo novedoso, otras pueden sentir inquietud o malestar, sin importar si son jóvenes o mayores de 60 años.

De hecho, decir que sí a las ocasiones, en lugar de dejarnos vencer por la incertidumbre o el miedo al cambio, es una de las muchas cosas que podemos aprender de las personas mayores. En este sentido, con el paso de los años nos enfrentamos a numerosos desafíos y situaciones de cambio, por lo que las personas mayores saben por experiencia lo que es adaptarse a las nuevas circunstancias.

Las personas mayores son menos aventureras

Mientras que la juventud se concibe como una etapa positiva y llena de vitalidad, la vejez se ve como un periodo en el que no se vive plenamente. En este sentido, uno de los mitos del envejecimiento es que las personas mayores de 65 años están menos dispuestas a viajar por el mundo, ver cosas nuevas o emprender nuevos proyectos que cuando eran más jóvenes.

De hecho, las ganas de vivir aventuras y la vitalidad no dependen de la edad. Asimismo, la jubilación es una gran oportunidad para realizar viajes soñados o empezar y/o retomar hobbies a los que pudimos renunciar por falta de tiempo.

Aunque es cierto que las personas mayores con algún problema de salud pueden tener dificultades a la hora de hacer grandes viajes, es posible ser aventurero y conocer cosas nuevas en el día a día e, incluso, desde nuestra propia casa.

Las personas se vuelven menos productivas a medida que envejecen

La jubilación significa el final de nuestra etapa laboral, pero no el de nuestra vida productiva. Aunque no ejerzan un trabajo remunerado, muchas personas mayores de 65 años se ofrecen como voluntarias para realizar labores sociales, continúan trabajando o llevan una vida muy activa.

Asimismo, una opción para disfrutar del tiempo libre tras la jubilación y de un envejecimiento activo son las actividades socioculturales.

Las personas mayores están malhumoradas o deprimidas

Respecto al mito del envejecimiento que dice que las personas mayores suelen estar tristes o de mal humor, las investigaciones afirman lo contrario. Es decir, durante la vejez somos más felices que en nuestra juventud.

Concretamente, los estudios muestran que en la tercera edad los estados de ánimo positivos duran más y los negativos menos.

En conclusión, no hay ningún dato que refleje que el envejecimiento afecta de forma negativa a nuestro estado emocional, volviéndonos malhumorados y depresivos con el paso de los años. Sin embargo, sí que se ha demostrado que la edad aporta a las personas mayores experiencia a la hora de afrontar la vida y, sobre todo, sus dificultades.

Vejez es sinónimo de enfermedad

Es fácil entender que asociamos la tercera edad a las enfermedades porque se trata de una etapa donde se dan con mayor frecuencia algunas patologías crónicas como la artrosis, la demencia o problemas de tiroides, entre otras.

Pero, es falso que estas afecciones sean una parte incondicional del envejecimiento y, por tanto, tampoco es cierto que todas las personas mayores estén enfermas o sean dependientes.

En este sentido, la salud y el bienestar están más condicionados por nuestro estilo de vida y hábitos que por nuestra genética. Es decir, una dieta equilibrada, realizar actividad física, tener una buena higiene del sueño y evitar el aislamiento social son algunas de las prácticas que pueden ayudarnos a disfrutar de un envejecimiento saludable.

La sexualidad, esa cosa de jóvenes

En este caso, hablamos de un mito del envejecimiento que busca ocultar una realidad y es que, según las estadísticas, un alto porcentaje de personas mayores practica sexo activamente.

A pesar de que socialmente extendemos la idea de que durante la vejez el deseo sexual decrece, la sexualidad y el interés por el sexo es una condición que permanece durante toda la vida. Asimismo, la capacidad fisiológica para experimentar placer tampoco se ve reducida con el paso de los años, a no ser que suframos alguna enfermedad que afecta a nuestra función genital.

Los cuidadores y la población en general debe promover y desvincular estas ideas puestas en la sociedad y que carecen de evidencia cierta y científica.

"Es más fácil desintegrar un átomo que un prejuicio", decía Albert Einstein. Los estereotipos, prejuicios y la discriminación ligadas a distintas situaciones vitales son, en muchas ocasiones, fuente de un malestar significativo para las personas que las atraviesan

CAPITULO 9
SALUD MENTAL EN ADULTOS MAYORES

En la actualidad hablamos mucho sobre la salud mental en adolescentes y jóvenes y dejamos de lado algunos aspectos fundamentales en la salud mental en los adultos mayores y en la vejez.

La salud mental es un estado de bienestar mental que permite a las personas hacer frente a los momentos de estrés de la vida, desarrollar todas sus habilidades, poder aprender y trabajar adecuadamente y contribuir a la mejora de su comunidad. Es parte fundamental de la salud y el bienestar que sustenta nuestras capacidades individuales y colectivas para tomar decisiones, establecer relaciones y dar forma al mundo en el que vivimos. La salud mental es, además, un derecho humano fundamental. Y un elemento esencial para el desarrollo personal, comunitario y socioeconómico.

La salud mental es más que la mera ausencia de trastornos mentales. Se da en un proceso complejo, que cada persona experimenta de una manera diferente, con diversos grados de dificultad y angustia y resultados sociales y clínicos que pueden ser muy diferentes.

FACTORES DE RIESGO

A edades más avanzadas, la salud mental viene determinada no solo por el entorno físico y social, sino también por los efectos acumulativos de las experiencias de vida anteriores y los factores estresantes específicos relacionados con el envejecimiento. La exposición a la adversidad, la pérdida significativa de la capacidad intrínseca y una disminución de la funcionalidad pueden provocar angustia psicológica.

Los adultos mayores tienen más probabilidades de experimentar eventos adversos como el duelo, una reducción de los ingresos o un menor sentido de propósito con la jubilación. A pesar de sus muchas contribuciones a la sociedad, muchos adultos mayores son objeto de discriminación por motivos de edad (edadismo), lo que puede afectar gravemente a su salud mental.

El aislamiento social y la soledad, que aquejan a cerca de una cuarta parte de las personas mayores, son factores de riesgo clave para padecer afecciones de salud mental en etapas posteriores de la vida. También lo es el <u>maltrato a las personas de edad</u>, que incluye cualquier tipo de abuso físico, verbal, psicológico, sexual o económico, así como el abandono. Uno de cada seis adultos mayores sufre malos tratos, a menudo por sus propios cuidadores. El maltrato de los adultos mayores tiene graves consecuencias y puede conducir a la depresión y la ansiedad.

Muchas personas mayores son cuidadoras de cónyuges con afecciones crónicas, como la demencia. Las responsabilidades de estos cuidados pueden ser abrumadoras y afectar a la salud mental del cuidador.

Algunos adultos mayores corren un mayor riesgo de sufrir depresión y ansiedad, debido a las pésimas condiciones de vida, la mala salud física o la falta de acceso a apoyo y servicios de calidad. Esto incluye a los adultos mayores que viven en entornos humanitarios y a los que padecen enfermedades crónicas (como cardiopatías, cáncer o ictus), afecciones neurológicas (como demencia) o problemas de abuso de sustancias.

<u>PROMOCIÓN Y PREVENCIÓN</u>

Las estrategias de prevención y de promoción de la salud mental de los adultos mayores se centran en favorecer un envejecimiento saludable, lo que implica crear entornos físicos y sociales que faciliten el bienestar y permitan a las personas llevar a cabo las actividades que son importantes para ellas, a pesar de la pérdida de facultades.

Entre las estrategias clave de prevención y de promoción de la salud mental para un envejecimiento saludable figuran:

- medidas para reducir la inseguridad financiera y la desigualdad de ingresos;

- programas para garantizar viviendas, edificios públicos y transportes seguros y accesibles;

- apoyo social a los adultos mayores y a sus cuidadores;

- apoyo a los comportamientos saludables, especialmente a seguir un régimen alimentario equilibrado, mantenerse físicamente activo, abstenerse del tabaco y disminuir el consumo de alcohol.

- programas de salud y sociales dirigidos a grupos vulnerables, como los que viven solos o en zonas remotas y los que padecen una afección crónica.

Para los adultos mayores, la conexión social es particularmente importante para atenuar los factores de riesgo como el aislamiento social y la soledad. En esta etapa de la vida, las actividades sociales fructíferas pueden mejorar considerablemente la salud mental positiva, la satisfacción con la vida y la calidad de vida; también pueden reducir los síntomas depresivos. Algunos ejemplos de intervenciones son las iniciativas de amistad, los grupos comunitarios y de apoyo, la formación en habilidades sociales, los grupos de artes creativas, los servicios de ocio y educación y los programas de voluntariado.

La protección contra el edadismo y el maltrato también es fundamental. Las intervenciones esenciales incluyen políticas y leyes contra la discriminación, intervenciones educativas y actividades intergeneracionales. Existen diversas intervenciones dirigidas a los cuidadores –entre ellas, servicios de relevo, asesoramiento, educación, ayuda económica, psicoterapia– que pueden ayudarles a mantener una relación de cuidado buena y saludable que evite el maltrato de las personas mayores.

TRATAMIENTO Y ATENCIÓN

Es esencial reconocer y tratar con prontitud las afecciones de salud mental (y las consiguientes afecciones neurológicas y por abuso de sustancias) en los adultos mayores. A tal efecto, deben seguirse las normas de atención integrada para personas mayores, que se basan en la comunidad y se centran tanto en los cuidados a largo plazo de estas personas con problemas de salud mental y deterioro de la capacidad intrínseca, como en la educación, la formación y el apoyo a los cuidadores. Suele recomendarse una combinación de intervenciones de salud mental, junto con otros apoyos, a fin de abordar las necesidades de salud, cuidados personales y necesidades sociales de las personas.

La demencia es a menudo una preocupación importante. Afecta a la salud mental de las personas (por ejemplo, desencadenando síntomas de psicosis y depresión) y requiere acceso a una atención de salud mental de calidad.

También es fundamental responder al maltrato de los adultos mayores. Entre las intervenciones prometedoras figuran la notificación obligatoria de los malos tratos, los grupos de apoyo, los teléfonos de asistencia y los alojamientos de emergencia, los programas psicológicos para maltratadores, la formación de proveedores de atención de salud y otras intervenciones de apoyo a los cuidadores.

DEPRESIÓN EN LA VEJEZ

La depresión es una enfermedad mental. Es un trastorno del estado de ánimo en el cual los sentimientos de tristeza, pérdida, ira o frustración interfieren con la vida diaria durante semanas o por más tiempo.

La depresión en los adultos mayores es un problema generalizado, y no es una parte normal del envejecimiento. Con frecuencia, no se reconoce ni recibe tratamiento.

En los adultos mayores, los cambios en la vida pueden incrementar el riesgo de depresión o llevar a que la depresión existente empeore. Algunos de estos cambios son:

- Mudanza del hogar, como por ejemplo a un centro de asistencia para adultos mayores

- Dolor o padecimiento crónico

- Hijos que dejan el hogar

- Cónyuge y amigos cercanos que mueren

- Pérdida de la independencia (por ejemplo, problemas para cuidarse sin ayuda o movilizarse, o pérdida de los privilegios para conducir)

La depresión también puede estar relacionada con un padecimiento físico, como:

- Trastornos tiroideos

- Mal de Parkinson

- Enfermedades cardiacas

- Cáncer

- Accidente cerebrovascular

- Demencia (como mal de Alzheimer)

El consumo excesivo de alcohol o de determinados medicamentos puede empeorar la depresión.

<u>SINTOMAS Y SIGNOS DE DEPRESIÓN EN LA VEJEZ</u>

– Tristeza y desánimo: quizá el signo más característico es la tristeza y sensación de vacío que experimenta una persona con depresión sea cual sea la edad que tenga, acompañado de la pérdida de motivación y ganas de hacer actividades que antes les satisfacían y ahora no le motivan.
– Pérdida de energía: síntomas como la fatiga, letargo, pocas ganas de socializar, lentitud de movimientos, gesticulación lenta… pueden aparecer.
– Dificultad para concentrarse: problemas de concentración y para tomar decisiones.
– Problemas de sueño: alteraciones a la hora de dormir, cambio de horarios de sueño que se traducen en dormir poco o demasiado.
– Cambios en el apetito: es común que aparezcan cambios en la alimentación, el apetito y el peso de la persona que normalmente asociamos a otro tipo de enfermedades o problemas físicos, sin pensar que puede tratarse de depresión.
– Baja autoestima y falta de seguridad en uno mismo.

Este trastorno, no solo afecta a la salud mental del mayor, sino también a su estado físico, a sus funciones cognitivas y a su vida social. Por estos motivos, es importante llevar a cabo hábitos para prevenir o disminuir sus efectos.

<u>ESTRATEGIAS UTILES PARA SU PREVENCIÓN</u>

Apoyo y comprensión familiar

La familia juega un papel fundamental en el día a día de la persona mayor, al encontrarse en una etapa de la vida donde se encuentra ya más vulnerable, limitado y dependiente. En este sentido, resulta fundamental escucharlo y tratarlo con mucho cariño. En muchas ocasiones, la irritabilidad y el malhumor que surge en las personas mayores viene dada como forma de llamar la atención, reclamando cariño. Es fundamental, si vives con una persona mayor pasar tiempo con ella y hacerla sentir y motivada para que viva la vejez con naturalidad y buen humor.

Si tienes horarios de trabajo imposibles y dedicarle ese momento a tu familiar mayor no resulta sencillo, es bueno acudir a cuidadores profesionales, debido a que ellos cuentan con una amplia experiencia y saben cómo dar la mejor asistencia sociosanitaria a las personas mayores. Un cuidador profesional debe contar con el bagaje, la experiencia, la trayectoria y las cualidades personales y profesionales (incluidas la vocación y la empatía) para así saber atender adecuadamente a la persona anciana. Para ello, es importante que una buena empresa de servicios con el certificado correspondiente los seleccione aplicando tales criterios. Para tratar la depresión en personas mayores y afrontar el día a día en estas situaciones -no digamos ya cuando se prolongan-, es de gran ayuda contar con un profesional experimentado y especializado.

Mantener contacto con otras personas mayores

Muchas de las personas mayores llegan solas a la vejez, habiendo perdido a su cónyuge y sin familia cercana con la que estar o apoyarse. Tal deterioro del entorno social y familiar de la persona es evidentemente perjudicial para su salud psíquica y emocional.

En este sentido, está completamente demostrado que relacionarse con otros adultos mayores es muy beneficioso para la salud emocional de todos ellos, al hacerse compañía los unos a las otros y, además, pueden descubrir todas las inquietudes que comparten, como sentimientos y problemas. No se sienten solos. Para evitar la depresión, es necesario pues, que la persona anciana mantenga relaciones sociales, ya que el aislamiento social es una de las causas primordiales de la depresión, y además su prolongación diaria y cotidiana agrava esta considerablemente.

Para aquellos que no pueden salir de casa, es importante acudir a los servicios a domicilio, puesto que los profesionales saben cómo estimular sus sentidos y prevenir la depresión en los ancianos.

Realizar actividades lúdicas:

En la medida de lo posible y asegurándonos de que sea seguro, siempre es conveniente dedicar y disfrutar de un buen momento de ocio, teniendo en cuenta y adaptando las actividades a las capacidades del adulto mayor.

Para combatir los síntomas de la depresión, es muy aconsejable que el anciano participe en actividades de ocio, como talleres de jardinería, costura, manualidades, pasatiempos, ejercicios de memoria, es decir, cualquier actividad que favorezca su estimulación sensorial, emocional y mental. Son muy recomendables las actividades con dinámica de grupos en las que se fomentan las emociones como talleres de Fisoterapia, terapia de baile o abrazoterapia.

En todas ellas, la persona mayor se sentirá positiva, aceptada y respetada, ayudándole a fomentar su independencia por medio de la expresión. Son actividades saludables que les permiten compartir distintas opiniones.

La depresión en personas mayores muchas veces sobreviene precisamente por la falta de estímulos, razón por la cual debemos crearlos para así prevenir, evitar o combatir esta dolencia.

Practicar ejercicio físico

Es una realidad que realizar ejercicio físico dos o tres veces a la semana, es beneficioso para levantar el ánimo, ayuda a mejorar el flujo sanguíneo y ofrece múltiples beneficios para la salud. Y es que, al hacer deporte, el organismo se pone en marcha, activando músculos, huesos, articulaciones y órganos, además de liberar endorfinas y sentirnos relajados y con una agradable sensación de bienestar.

Debemos procurar que el ejercicio esté siempre adaptado a las capacidades del mayor. Si tienes un adulto mayor a tu cargo, asegúrate de que salga a dar un paseo o a nadar de vez en cuando.

Juegos al aire libre

Al igual que el ejercicio físico en el exterior, los juegos al aire libre fomentan un envejecimiento sano, ya que combinan parte de ejercicio físico y parte de juego. Por ejemplo, pasar la pelota, mejorar el equilibrio, juego con globos...
Cualquier juego de movimiento previene patologías que se acentúan con la edad como pueden ser la artrosis o artritis, además de incrementar la autoestima y fomentar nuevas relaciones.

Seguir una buena alimentación

La alimentación es esencial para gozar de una buena salud física y también mental. Hay una serie de alimentos que, por sus componentes y propiedades, pueden prevenir la depresión en adultos mayores. Por ejemplo: el pescado azul, la avena, el arroz integral y la fruta rica en vitamina C como el limón, la naranja y el kiwi. También es muy beneficioso añadir jengibre en nuestros platos, pues ayuda al cerebro a liberar endorfinas.

Una dieta saludable y nuestra beneficiosa dieta mediterránea son un buen antídoto para luchar contra los problemas de depresión y otras patologías que influyen en la salud general de los mayores.

Actividades cognitivas

Ejercitar la memoria y prevenir el deterioro cognitivo es muy importante para mantener la lucidez y activo el cerebro. Los ejercicios cognitivos entrenan habilidades como la atención, orientación, lenguaje u otras funciones ejecutorias como planificar u organizar. Estos ejercicios mejoran la concentración en corto tiempo y lo mantienen activo.

Son ejercicios que refuerzan la capacidad mental de la persona mayor, ralentizan el proceso de deterioro del cerebro, aumentan la autoestima y autonomía personal, a la vez que reducen el estrés y evitan la depresión, mejorando la calidad de vida del enfermo y de su entorno más cercano.

Tomar el sol y reír

Con el buen tiempo es fundamental que las personas mayores salgan a pasear por zonas verdes y soleadas. Los rayos ultravioletas que absorben nuestro cuerpo hacen que generaremos serotonina, la hormona que hace que nos sintamos más felices y contentos.

Por este motivo, es esencial reírse cada día, con un estado de ánimo positivo independientemente de la etapa de la vida en la que nos encontremos.

Como decíamos al principio, lo más importante es mantenerse cerca de nuestros mayores para prevenir la depresión, pero, al menor síntoma de tristeza, ansiedad, desmotivación, baja autoestima, disminución de las funciones psíquicas, debes acudir a un especialista.

En el cuidado humanizado el cuidador debe estar atento y conocer el potencial peligro de esta situación. Siempre que el cuidador observe alguno de los síntomas o signos debe avisar al familiar o responsable del centro asistencial para Adultos mayores (residencias y hogares).

"NINGUN ANCIANO DEBE ESTAR EXILIADO DE NUESTRA FAMILIA.

LOS ANCIANOS SON UN TESORO PARA LA SOCIEDAD"

PAPA FRANCISCO

"LOS AÑOS ARRUGAN LA PIEL, PERO RENUNCIAR AL ENTUSIASMO ARRUGA EL ALMA".

ALBERT SCHWEITZER

Los ancianos ayudan a ver los acontecimientos terrenos con más sabiduría, porque las vicisitudes de la vida los han hecho expertos y maduros. Ellos son depositarios de la memoria colectiva y, por eso, intérpretes privilegiados del conjunto de ideales y valores comunes que rigen y guían la convivencia social. Excluirlos es como rechazar el pasado, en el cual hunde sus raíces el presente, en nombre de una modernidad sin memoria. Los ancianos, gracias a su madura experiencia, están en condiciones de ofrecer a los jóvenes consejos y enseñanzas preciosas.

SAN JUAN PABLO SEGUNDO

Al pensar en Japón, China, India, relacionada con adultos mayores, inmediatamente las conectamos y pensamos en un tercer elemento y es el *Respeto a las Personas Mayores.*

Se puede decir que en estas culturas orientales hay un respeto incondicional por la generación más anciana del país, remontándose desde los ideales confucianos, procedentes de China, en el cual se resaltan los valores del amor natural de los hijos por las personas de mayor edad y dichos valores tenían que provenir de uno mismo, configurándose el individuo como ser virtuoso y recto dentro de la sociedad. De esta forma el confucianismo estaba otorgando a la tercera edad un respeto legítimo y una importancia vital dentro del perfeccionamiento de la sociedad humana.

Es así como valoran la sabiduría y la experiencia de las personas mayores considerándolas el pilar de la sociedad, una figura respetada y admirada por todos los miembros.

AGRADECIMIENTO

Después de muchos paréntesis, hoy año 2024 logro finalizar esta obra, dificultades encontrados en el camino muchas, pero el entusiasmo de seguir este camino pudieron ser más fuertes… como la propia profesión de cuidar a una persona adulto mayor, no es un camino fácil de recorrer. Para recorrer este camino del cuidar tenemos que tener amor y una gran pasión por este trabajo.

Debo agradecer, sin lugar a dudas a todas las personas amigas que sabían de este proyecto y me alentaban a continuar cuando las condiciones parecieran no darse.

A mi querido amigo Prof. Eduardo Llobet por el magnifico prologo y las palabras de aliento y de esperanza.

A los queridos alumnos que he tenido el placer de formar y aprender mucho con ellos en esta ardua y linda profesión del cuidar, sobre todo en las dificultades que nos brinda esta tarea.

Por ultimo agradecer infinitamente a mi querida familia, a estos seres que están a mi lado y son el motor que nos hace seguir luchando. A mi esposa, compañera inseparable y responsable de que hoy esta obra sea realidad.

Espero que esta simple y humilde obra pueda aportar conocimientos a los cuidadores que tanta pasión y empeño colocan cada día al comenzar su labor.

EMERSON DE LOS SANTOS

BIBLIOGRAFIAS

- IATREIA. LA DESHUMANIZACIÓN EN MEDICINA, DESDE LA FORMACIÓN AL EJERCICIO PROFESIONAL

- CUIDAL RESIDENCIAL LA CARTAGENARIA

- REVISTA IBEROAMERICANA DE BIOETICA

- CUIDADOS DEL ADULTO MAYOR- EL RINCON DEL CUIDADOR

- 2020 DELGADOCAROLINA PDF

- SERGIO MONRROY- WWW.APD.ES/SINDROME DE BURNOUT

- RINCON CIENTIFICO- MALTRATO INSTITUCIONAL